DU SUICIDE

DANS L'ARMÉE

Étude statistique, étiologique et prophylactique

Par le Docteur

L.-JACQUES-ÉLIE MESNIER

Médecin stagiaire au Val-de-Grâce

Le soldat qui se tue est un soldat qui déserte.

NAPOLÉON Ier

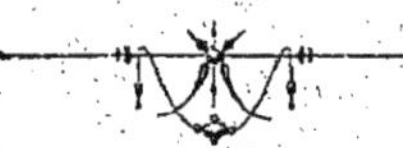

PARIS

OCTAVE DOIN, LIBRAIRE-ÉDITEUR

8, PLACE DE L'ODÉON, 8

1881

DU SUICIDE DANS L'ARMÉE

DU SUICIDE

DANS L'ARMÉE

Étude statistique, étiologique et prophylactique

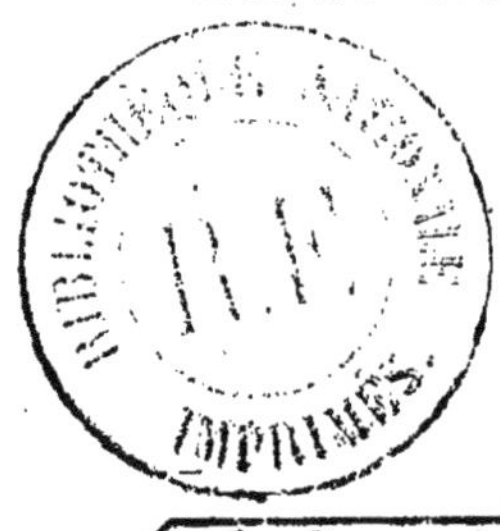

Par le Docteur

L.-JACQUES-ÉLIE MESNIER

Médecin stagiaire au Val-de-Grâce

Le soldat qui se tue est un
soldat qui déserte.
NAPOLÉON Ier.

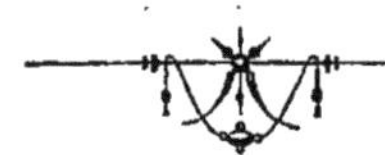

PARIS

OCTAVE DOIN, LIBRAIRE-ÉDITEUR

8, PLACE DE L'ODÉON, 8

1881

INTRODUCTION

L'idée d'écrire notre thèse inaugurale sur le *suicide dans l'armée* nous a été suggérée par M. le professeur Lacassagne, ancien agrégé à l'école du Val-de-Grâce. Qu'il nous soit donc permis dès l'abord de le remercier et de lui témoigner toute notre gratitude pour la bienveillante obligeance avec laquelle il nous a éclairé de ses conseils et ouvert son laboratoire de médecine légale, où nous avons puisé la plupart des matériaux contenus dans notre travail.

Maintenant que la loi oblige tous les Français valides, sans distinction de rang et de fortune, à concourir à la défense de la patrie, il importe de rechercher, afin de les combattre, les principales causes léthifères qui apportent leur contingent à la mortalité générale de notre armée. Nous avons dû restreindre ce cadre trop large pour un travail de la nature de celui-ci, en nous limitant à l'étude spéciale de la mortalité par suicide.

Nous ne nous faisons aucune illusion sur les difficultés de notre tâche : le manque ou le vague des renseignements en font un des sujets les plus délicats à exposer. La plupart des moralistes et des médecins qui ont traité du suicide ont été frappés de sa fréquence extraordinaire dans l'armée, mais c'est à peine si quelques-uns ont consacré un chapitre spécial au suicide militaire. A l'heure qu'il est, il n'existe, à notre connaissance, aucun travail d'ensemble sur ce sujet. Citons toutefois la thèse de M. Cristau soutenue en 1874 devant la Faculté de Paris, travail incomplet, mais qui contient cependant des faits importants dont nous avons cherché à tirer parti.

Une pensée n'a cessé de nous guider dans l'exécution de ce travail, celle de mettre en lumière par des chiffres le tribut considérable que l'armée paye au suicide ; de rechercher les causes inhérentes à leur profession, qui poussent les militaires à se donner la mort ;

d'indiquer enfin certaines mesures à introduire pour les combattre. S'il ne nous est pas permis de croire que nous avons atteint notre but, il nous reste du moins l'honneur de l'avoir entrepris.

Les chiffres relatifs à l'armée française ont été calculés d'après les données de la *statistique médicale de l'armée*, publiée chaque année par les soins du Conseil de santé; ceux que nous donnons pour les autres armées de l'Europe, nous ont été fournis par divers documents puisés dans les statistiques officielles et dans les publications faites à l'étranger. Le remarquable ouvrage du professeur Morselli (*Il suicidio*, Milan 1879) nous a été d'un grand secours : les livres de cette valeur sont de ceux où l'on trouve le plus à glaner. Pour ce qui concerne l'armée italienne, nous devons à l'obligeance du professeur Sormani (de Pavie), ex-capitaine-médecin de cette armée, les documents que nous publions. Nous ne saurions trop exprimer à ce savant notre sincère reconnaissance.

Loin de nous la prétention d'avoir fait un mémoire où l'on trouve traitée, avec tous les développements qu'elle comporte, l'importante question du suicide militaire : un tel travail eût été au-dessus de nos forces. Nous pensons cependant que nos efforts ne seront pas jugés inutiles et que nos collègues de l'armée pourront trouver dans ce travail des matériaux pour une étude plus approfondie.

Notre travail est divisé en six chapitres.

Après avoir défini le suicide, nous être expliqué sur sa nature et ses variétés, nous étudierons ses rapports avec la criminalité.

Dans un second chapitre nous esquisserons à grands traits l'histoire des suicides militaires les plus remarquables de l'antiquité et des temps modernes.

Le troisième chapitre sera consacré à l'étude statistique du suicide dans l'armée française. Après avoir jeté un coup d'œil sur la marche du suicide dans notre armée depuis 1862, nous nous attacherons à montrer l'influence du climat, de l'arme, du grade et de la durée du service, en essayant de donner aux faits l'interprétation la plus vraisemblable. Comme corollaire à cette première partie, nous terminerons ce chapitre par l'étude du suicide dans les principales armées européennes.

Dans le quatrième chapitre nous indiquerons les moyens de suicide employés dans notre armée et nous dirons quelques mots des tentatives.

L'étiologie du suicide dans l'armée fera l'objet du cinquième chapitre. Après avoir insisté sur certaines causes générales, extrinsèques à l'armée, nous passerons rapidement en revue les causes spéciales, inhérentes à la profession militaire.

Enfin dans un dernier chapitre nous étudierons les moyens prophylactiques susceptibles d'enrayer la marche du suicide dans l'armée.

CHAPITRE I

Considérations générales sur le suicide, sa nature et ses rapports avec la marche de la criminalité.

Dans ses conférences de médecine légale, faites à la Faculté de médecine de Lyon, pendant le dernier semestre de l'année scolaire 1880-81, M. le professeur Lacassagne a défini le suicide le *meurtre ou l'assassinat de soi-même.* L'acte est ainsi défini, mais il n'est rien dit de ses causes ni de l'état mental du suicidé, cette dernière question a cependant une grave importance et il nous paraît nécessaire de l'étudier tout d'abord.

Le suicide est-il un acte volontaire ? Doit-on le considérer comme une maladie, une monomanie, comme un symptôme constant de la folie ? Esquirol et Bourdin ont soutenu cette opinion que le suicide est toujours une maladie et toujours un acte d'aliénation mentale. C'est là une erreur scientifique d'abord et une opinion dangereuse ensuite. L'homme, franchement matérialiste, ennuyé de la vie, n'est-il pas conséquent avec ses principes lorsqu'il met fin à ses jours ? Que dira-t-on des stoïciens, ces âmes invulnérables qui, au moment où la République fut menacée par le glaive d'un dictateur, lorsque tout cédait à la gloire de César ou que tout rampait sous Tibère, donnèrent un grand exemple au monde ? Qu'ils étaient fous ? Non, l'opinion d'Esquirol et de Bourdin est infirmée par d'admirables traits enregistrés par l'histoire. Ils n'étaient point entachés d'aliénation mentale, les actes de Brutus et de Caton, de Curtius et de Codrus ; du brave Aristodème qui, dans l'intention d'effacer l'opprobe dont il s'était couvert, aux yeux de ses concitoyens, pour n'avoir pas combattu aux Thermopyles, perdit la vie à la bataille de Platée, en faisant des prodiges de valeur ; de Régulus, qui retourne à Carthage, aimant mieux s'exposer à la mort que de violer la foi jurée : du chevalier d'Assas, qui n'hésite pas à faire le sacrifice de sa vie pour sauver le régiment d'Auvergne dont il faisait partie, du commandant Beaurepaire qui préfère la mort à la capitulation devant l'ennemi. Peut-on comparer ces genres de suicide avec ceux que l'on observe si fréquemment dans les maisons de santé ou en ville et qui sont déterminés par des conceptions délirantes et un état hallucinatoire ? Evidemment non. Le meurtre de soi-même n'est pas toujours un acte insensé et il n'est pas invariablement dépourvu de liberté morale. Il y a, en effet, deux formes distinctes dans le meurtre de soi-même : l'une qui permet à la liberté et à la volonté de demeurer intactes ; l'autre qui témoigne du désastre des facultés ; le suicide *volontaire* et le suicide *morbide* ou *involontaire*. On peut même pousser plus loin l'analyse et reconnaître deux variétés parfaitement distinctes de suicide volontaire suivant la noblesse et la grandeur des causes déterminantes, *le suicide proprement dit*, et *la mort volontaire*.

La destruction violente et subite de sa propre existence que commet l'homme obéissant à l'impulsion de ses passions, de ses penchants et de sa disposition d'esprit, ou le *suicide proprement dit*, est un acte immoral parce que celui qui se donne la mort se déshonore en anéantissant son être et manque à ses devoirs envers les autres êtres raisonnables et envers Dieu, l'arbitre de toute existence. La conservation de la vie, en effet, n'est pas seulement un penchant naturel, c'est encore un devoir moral, car l'existence terrestre de l'homme est une condition de sa vie intellectuelle, plus élevée, sur laquelle repose sa dignité, dignité qui la sanctifie.

L*a mort volontaire* (*mors voluntaria*), qu'on choisit afin de conserver sa dignité morale et de mourir pour des idées, se présente dans des circonstances d'une appréciation difficile, où la vie ne pourrait être conservée qu'aux dépens de cette dignité, et où l'on peut atteindre un but moral plus élevé par le sacrifice de la vie. Le meurtre commis sur soi-même ne provient pas, comme c'est ordinairement le cas dans le suicide, de penchants sensuels non plus que d'un sentiment de lâcheté en présence des tourments d'une sensualité non satisfaite ou encore d'un coupable désaccord intérieur, d'une hallucination, ou d'une conscience bourrelée; il a sa source dans le courage et la ferme volonté de sceller par la mort une vie qui a été digne.

Enfin le *suicide involontaire*, propre aux aliénés et aux malades, a sa source dans un état maladif du corps exerçant sur l'esprit une irrésistible influence, ou bien, dans un dérangement de l'esprit tel, que la conscience de ce qu'il y a de moral ou d'immoral dans une action, se perd et paralyse toute liberté de volonté chez l'être qui agit. Le suicide involontaire diffère des deux variétés précédentes; mais dans beaucoup de cas il y a concomitance de la maladie physique et de la maladie psychique. Voilà pourquoi, malgré l'horreur si naturelle et si morale qu'inspire le suicide volontaire, on s'abstient de condamner rigoureusement et irrésistiblement celui qui se donne la mort.

Dans quelles mesures ces trois genres de mort viennent-ils apporter leur contingent à la mortalité générale par suicide? Il est difficile de le préciser. Ce que l'on peut affirmer, c'est que la *mort volontaire*, telle que nous l'entendons, et dont le suicide par exaltation d'une noble passion ou d'une idée religieuse n'est qu'une variété étiologique, est relativement très rare. Quant aux suicides involontaires, la plupart des auteurs admettent qu'ils fournissent le tiers ou même la moitié de la totalité des suicides commis chaque année. Reste donc pour le suicide proprement dit, presque la moitié des cas de suicides consommés ou tentés. C'est surtout à cette dernière catégorie de suicidés que se rapportent les lignes suivantes consacrées à l'étude des rapports du suicide et de la criminalité.

Le suicide, en effet, n'est pas seulement un acte immoral, il est souvent un acte criminel. « *Un grand nombre de suicidés*, a dit le professeur Lacassagne, *ne sont que des criminels modifiés par le milieu social.* » Cette opinion a été habilement soutenue dans la thèse de notre ami, le docteur Chaussinand, qui, en comparant les diverses formes de la criminalité générale, a mis en évidence l'antagonisme persistant des suicides et des crimes en général, mais plus particulièrement des crimes contre la propriété. M. Chaussinand a montré que les suicidés criminels peuvent appartenir à l'un quelconque des trois types de criminels admis par le professeur Lacassagne : criminels de sentiments ou d'instincts, criminels d'actes (ou par passion et par impulsion), criminels de pensée (criminels aliénés). Il a fait voir, en s'appuyant sur les recherches de Cazauvieilh, de Ferrus, de Lisle, d'Ebrard, de Brierre, de Boismond, de Leroy, de Lombroso et de Morselli, sur le suicide dans les bagnes et dans les maisons centrales, que les criminels de sentiments ou d'instincts, les *incorrigibles*, comme les appelle M. Lacassagne, ne se suicident que très rarement. Nous pouvons ajouter, d'après nos propres recherches, une preuve de plus à la démonstration de cette thèse : les pénitenciers et les corps disciplinaires de notre armée, qui contiennent certainement les natures les plus défectueuses, sont présisément ceux qui fournissent le moins de suicides. Ainsi, tandis que dans la période de 1862 à 1878, la moyenne générale de la mortalité par suicide rapportée à 1000 hommes d'effectif a été de 0,41 pour l'ensemble de l'armée française, elle a été seulement de 0,18 pour les corps disciplinaires et les pénitenciers.

Mais suivons M. Chaussinand dans son argumentation qui reflète les idées personnelles que notre maître commun, le professeur Lacassagne, a exposées dans son enseignement et dans ses récentes publications. Cette nouvelle manière de présenter et de comprendre la question du suicide intéresse trop vivement le législateur et le médecin-légiste pour que nous ne lui consacrions pas quelques lignes de notre travail.

En montrant, ainsi que nous l'avons dit, qu'il existe toute une catégorie de criminels qui ne se suicident pas (les criminels de sentiments ou d'instincts), il réfute, du même coup, l'opinion trop exclusive de Lombroso et de Morselli affirmant que le suicide est plus fréquent chez les criminels. « C'est une chose remarquable, dit Lisle, qu'il existe une certaine somme de dégradation morale, passé laquelle le suicide n'est qu'une rare exception. Il semblerait que l'homme se rattache avec d'autant plus de tenacité à la vie qu'il est plus misérable et plus corrompu. »

« Mais si le suicide est exceptionnel pour les criminels d'instincts, il est, au contraire, très-fréquent parmi les criminels aliénés, les criminels par passion ou par impulsion. » (Lacassagne). « Nous nous expliquons ainsi comment dans tous les pays on arrive à cette constatation que les détenus, et surtout les détenus des prisons cellulaires, se suicident plus fréquemment que les individus libres. Ainsi, dans le rapport de Bérenger (de la Drôme) sur le projet de loi relatif aux prisons (1874), nous trouvons que le nombre moyen annuel des suicides, calculé pour la période 1866-70 a été de 1,03 pour 1000 détenus et seulement de 0,19 dans les maisons centrales. Les trois prisons cellulaires de Paris ont, pendant la même période, pour une population moyenne totale de 33454 détenus, donné 83 suicides par an, soit 2481 pour un million. Ce suicide des criminels d'actes ou de pensées a des caractères spéciaux : il se produit dans les premiers jours de la réclusion, provoqué par les angoisses de l'instruction, les craintes du châtiment, le repentir. Quelques-uns y voient un moyen de réhabilitation. » (Chaussinand) (1).

Par l'étude comparée de plusieurs graphiques du professeur Lacassagne sur les différents éléments de la criminalité, M. Chaussinand mis en relief la relation directe des crimes-propriétés et des crimes-suicides. En étudiant par périodes décennales de 1827 à 1879 la marche des crimes dans le département de la Seine et de la Corse il a montré que, pour la Seine, en même temps que les crimes contre la propriété diminuent, les suicides augmentent et

(1) CHAUSSINAND. *Etude de la statistique criminelle de France au point de vue médico-légal* — Thèse de Lyon, 1881. N° 95.

dans des proportions telles qu'il est impossible de ne pas voir une sorte de balancement entre les deux phénomènes, une espèce de substitution du second au premier.

« Dans la Corse, les résultats sont aussi démonstratifs. Les crimes contre les personnes diminuent à peu près de moitié tout en étant de beaucoup supérieurs (8 fois) à ceux du département de la Seine. On peut donc dire que dans cette île, comme d'ailleurs cela se passe en Italie, une partie des crimes-personnes sont transformés en crimes-suicides. Les crimes-propriétés, si on prend la moyenne des différentes périodes, ont diminué presque de moitié, et pendant le même temps les suicides ont, (en prenant la même moyenne), à peu près doublé. C'est donc la même marche que pour le département de la Seine et nous pouvons dire qu'un certain nombre de crimes-suicides viennent, dans la criminalité générale, remplacer les crimes-propriétés, mais que dans les pays où les crimes abondent, leur diminution effective s'accompagne d'une élévation du nombre des suicides. Ces résultats prouvent donc bien que les suicides sont des transformations de la criminalité générale.

« Le suicide est un crime complexe : c'est l'aboutissant de toutes les autres formes de la criminalité : crimes-prostitution, crimes-personnes, crimes-propriétés. C'est surtout avec ces derniers qu'il est en relation » Chaussinand (ouv. cité).

Après cette longue discussion sur les relations du suicide avec les autres facteurs de la criminalité,

M. Chaussinand termine son intéressant chapitre du suicide par les réflexions suivantes de M. le professeur Lacassagne : « Les législateurs du moyen âge avaient bien vu en atteignant et en frappant les suicidés. Ils ne se plaçaient pas au même point de vue que nous, mais, sans demander que l'on traîne leur corps sur la claie ou que leurs biens soient confisqués, nous désirons faire une opinion publique scientifiquement convaincue que la plupart des suicidés sont des criminels. Il faut le dire et le répéter afin que les malheureux qui méditent un pareil acte sachent bien que leur conduite sera flétrie, qu'ils n'ont pas à escompter les regrets que leur désertion coupable produira, et que bien au contraire on arrivera de plus en plus à être persuadé que leur attentat doit être considéré à l'égal de celui des meurtriers ou des assassins. Comme ces derniers, les suicidés sont des vaniteux, des égoïstes, ils ont des instincts anti-sociaux. La société ne peut se perfectionner et devenir meilleure que par une heureuse sélection des natures supérieures et sympathiques. Elle voit sans regret spontanément disparaître celles qui sont retardées, égoïstes, dépourvues des qualités généreuses et bienveillantes qui constituent notre civilisation actuelle. »

CHAPITRE II

Esquisse historique des principaux suicides militaires anciens et modernes

Le suicide est aussi ancien que le monde. L'exaltation des passions nobles et généreuses, comme l'amour de la patrie, le fanatisme religieux, la honte du déshonneur, les traditions de l'usage, l'excitation de l'exemple, enfin la rigueur d'une discipline souvent intolérable, ont, dans tous les pays et dans tous les temps, porté les hommes de guerre, chefs et soldats, à chercher la mort ou à se la donner. L'influence de certaines doctrines philosophiques, comme celles de l'austère école du Portique, et, dans les temps plus rapprochés de nous, les principes de la nouvelle école matérialiste, ont contribué, pour une large part, à augmenter cette funeste tendance

L'histoire est remplie d'exemples de morts volontaires, et, certes, la plupart des suicides que la tradition nous a transmis ne sont pas de ceux que l'opinion réprouve. On ne voit plus de nos jours de pareils exemples d'abnégation et de fermeté, et si les suicides ont pris, à notre époque, une fréquence extraordinaire, il semble que leurs mobiles soient devenus plus futiles et moins nobles : les suicides que nos annales enregistrent chaque année ne sont plus maintenant que la conséquence ultime de la folie, du crime ou du désespoir.

Asie. — En Asie, le suicide remonte à la plus haute antiquité. Dans l'Inde, la religion de Brahma, non seulement justifiait le suicide, mais encore le tenait en honneur; et, à l'heure actuelle, les Brahmanes continuent à se tuer comme par le passé. Malgré les efforts des Anglais, l'idole de Djaggernat se promène comme autrefois, sur les corps écrasés de ses adorateurs. Ils n'ont pas réussi davantage à empêcher les femmes de mourir sur le bûcher qui a réduit en cendres les restes de leurs maris.

En Chine, depuis les temps les plus reculés, les grands fonctionnaires condamnés à mort se tuent pour éviter la honte du supplice public. Il en a été longtemps, et peut-être en est-il encore de même aujourd'hui, au Japon. Dans ce dernier pays, d'après Voltaire et de son temps, quand un homme d'honneur avait été outragé par un autre, il s'ouvrait le ventre en sa présence, lui disant : « Fais-en autant si tu as du cœur, » et l'agresseur était déshonoré s'il ne l'imitait.

Les Hébreux eurent un tel éloignement pour le meurtre de soi-même qu'on ne retrouve dans leurs annales que huit ou dix suicides durant une période de quatre mille ans. Parmi ceux dont la Bible a conservé le souvenir, nous citerons, comme se rapportant à notre sujet, celui de Samson, douzième juge d'Israël. Samson ébranle le temple de Dacon, où se trouvent réunis les chefs des Philistins, ses plus impitoyables ennemis, et s'ensevelit avec eux sous ses ruines. Mais avec l'invasion des Romains la tendance au suicide se réveilla en prenant tout d'abord un caractère épidémique, ainsi que l'atteste le fait suivant : La forteresse de Jotapat ayant été prise, un certain nombre des assiégés se tuèrent de leurs propres mains pendant l'assaut. Josèphe, gouverneur de la forteresse, se réfugia avec quarante juifs dans un souterrain. Ceux-ci voulurent se donner la mort. Josèphe chercha à leur démontrer que ce n'était pas un acte de courage mais une lâcheté. N'ayant pu persuader ses compagnons, il leur conseilla de s'entretuer au moyen du sort. Cette proposition fut acceptée avec joie; chacun tendit la gorge à celui qui devait l'immoler, jusqu'à ce qu'il ne resta, par une heureuse combinaison, que Josèphe et un autre auquel il persuada de vivre, après lui avoir donné sa parole de le sauver. (1)

(1) Fl. Josèphe. — Œuvres complètes. *Guerre des Juifs contre les Romains*, livre III, chap. XXVI.

En Perse, sous l'influence d'une religion qui condamnait le suicide, il fut toujours fort rare.

Plutarque nous apprend qu'un prince du nom de Spargapirez, fils de Tomyris, reine des Scythes, ayant été fait prisonnier, puis relâché, ne profita de sa liberté que pour venger sur lui-même la honte de la défaite.

Parmi les suicides racontés par les historiens romains comme ayant été le résultat de victoires remportées en Asie par les armées de la République, le plus remarquable est celui de Mithridate, roi de Pont. Battu et poursuivi par les Romains, il tente vainement de s'empoisonner avec des substances toxiques qu'il porte habituellement sur lui. Il se jette alors sur son épée et ne réussissant pas à se tuer, se fait achever par un Gaulois.

Afrique. — Les généraux Carthaginois expiaient leurs défaites par le suicide. A la suite d'une bataille perdue contre Gélon, roi de Sicile, Amilcar, qui commandait sous les ordres de son père, monta sur le bûcher sur lequel, pour se rendre les destins propices, il avait sacrifié un grand nombre de victimes. De retour d'une autre campagne infructueuse contre les Siciliens, Hamilcon, autre général Carthaginois se tua pour ne pas survivre à ses nombreux compagnons morts dans cette guerre. Un troisième, nommé Magon, mis en jugement pour avoir battu en retraite devant les Corinthiens, se crut déshonoré et se donna la mort. Enfin Annibal, lâchement trahi par Prusias, roi de Bithynie, qui lui avait donné un asile contre les Romains, et prêt à leur être livré, avala le poison dont il ne s'était jamais séparé.

Plus tard, condamné par la doctrine de Mahomet, le suicide devint très rare en Afrique. On lit dans le surah IV du Koran : « Ne vous tuez point vous-mêmes, car Dieu est miséricordieux envers vous ; quiconque se tue par malice et par méchanceté sera rôti au feu d'enfer. » Aussi, pendant la longue période qui s'étend de l'Hégyre jusqu'à nos jours, nous n'avons à enregistrer en Afrique aucune mort volontaire de guerriers illustres. Elevés dans les croyances fatalistes, imbus de la doctrine que rien n'arrive sans la volonté d'Allah, les Musulmans sont résignés à tout.

Europe. — De l'orient si l'on se transporte dans la vieille Europe, on retrouve chez les Celtes la propension au suicide à laquelle devaient conduire les enseignements religieux des druides, leurs prêtres. L'immortalité des âmes, leur origine divine, la croyance à la métempsycose ne pouvaient qu'entretenir cette disposition fatale, surexcitée par la menace des tortures affreuses pour ceux qui mouraient de maladie et de décrépitude.

Un profond mépris de la mort caractérisait les Gaulois, nos ancêtres, mépris inspiré par cette pensée que la vie sur cette terre n'est qu'une préparation à une vie meilleure. « Aucun peuple, dit Buonafède (1), quelque brave et audacieux qu'il fût, ne pro-

(1) Buonafède. — *Histoire du suicide*, (1761), cité par Legoyt dans son ouvrage sur le *suicide*, (1881), auquel nous avons fait de nombreux emprunts, pour ce qui concerne ce chapitre d'historique du suicide militaire.

digua autant sa vie. Donner sa vie n'était pas pour les Gaulois un sacrifice; sans cesse disposés à hâter leur mort, et pleins de mépris pour la vieillesse, ils croyaient avoir dans leurs mains et dans leurs épées le moyen d'y mettre un terme. » — « Souvent, dit Henri Martin, dans son *Histoire de France*, chez les Elliens, les *dévoués* du chef de clan se livraient spontanément à la mort pour sauver celui-ci et s'en allaient joyeusement dans l'autre monde; jamais un *dévoué* ne survivait à son chef. »

Nous arrivons à l'ancienne *Grèce*. L'histoire a consacré le souvenir de nombreux exemples de morts volontaires. Citons entre toutes celle de Codrus, roi d'Athènes. Instruit par l'oracle de Delphes que les maux de la guerre dont souffre son pays ne finiront que s'il périt de la main de l'ennemi, et informé que ce dernier a donné l'ordre de le prendre vivant, il se rend sous un déguisement au camp des assiégeants, frappe un soldat et en reçoit le coup mortel; celle de Ménécée, roi de Thèbes, qui, apprenant que les oracles réclament, pour le salut de cette ville, la vie du dernier survivant de la race de Cadmus, se croit désigné et se jette sur son épée. Cléomène III, roi de Sparte qui, défait par les Achéens, s'est réfugié à la cour de Ptolémée Evergète, se donne la mort; treize de ses compagnons d'armes se suicident après lui. Le suicide d'un autre Cléomène et de Théricion est célèbre; défaits et poursuivis par Antigone, roi de Macédoine, et désespérant de la cause qu'ils soutiennent, ils se percent de leurs épées. Un grand nombre des partisans de Cléomène, qui lui sont restés fidèles, ne veulent pas lui survivre et se donnent la mort.

Citons encore le suicide de Thémistocle, le vainqueur de Marathon. Ce général, obligé par l'ingratitude de ses concitoyens de chercher un refuge à la cour d'un souverain ennemi d'Athènes auquel il avait, sous l'influence du ressentiment, promis son concours en cas de guerre contre la république athénienne, se vit placé ainsi entre la fidélité à sa parole et la cruelle nécessité de combattre contre sa patrie. Il n'hésita pas : après avoir offert un sacrifice aux dieux, il avala du poison.

A *Rome*, le suicide fit de nombreuses victimes surtout vers la fin de la République, au moment où les luttes violentes des partis, les séditions fréquentes, les proscriptions des factions vaincues, la corruption, l'affaiblissement du culte de la patrie et de l'amour du foyer domestique, produisirent comme une lassitude, comme un profond malaise moral, et disposèrent les esprits aux enseignements des écoles philosophiques affirmant le droit absolu pour l'homme de disposer de sa vie, et allant même jusqu'à élever le meurtre de soi-même à la hauteur d'un dogme : *Mori licet cui vivere non placet*. Il y eut à cette époque une véritable épidémie de suicides qui gagna de proche en proche pour s'étendre à tout le monde romain, dura plusieurs années et moissonna tous les ans plusieurs milliers de victimes. L'armée fut particulièrement éprouvée et perdit par le suicide plusieurs de ses chefs les plus distingués.

Citons, parmi les plus remarquables, le suicide de

Caton qui se frappe de son épée dans la ville d'Utique où il est assiégé par César, pour éviter de tomber entre les mains du vainqueur. Il avait passé une partie de la nuit à lire le traité de Platon sur l'*Immortalité de l'âme (Phédon)*. Scipion, qui a longtemps soutenu avec succès le parti de Pompée son gendre, tombe au pouvoir de l'ennemi. Dès qu'il s'en aperçoit, il se frappe de son épée et répond aux partisans de César, montés sur son navire et demandant où est le général : « Le général est en sûreté. » Cassius, ami de J. Brutus, qui commande avec lui à la bataille de Philippe, voyant céder l'aile droite placée sous ses ordres et jugeant la bataille perdue, se tue de désespoir. Quelque temps plus tard, J. Brutus, qui a organisé l'assassinat de César, après plusieurs batailles perdues contre Antoine et le jeune Octave, se tue pour échapper à l'ennemi en s'écriant : « Vertu, tu n'es qu'un mot. »

Le vaisseau que Vitellius et sa cohorte montaient était arrêté par la flotte de Pompée entre les écueils de la mer Illyrienne ; après s'être battu vaillamment, fatigué de carnage, Vitellius exhorta le reste de ses soldats à prévenir par une mort de leur choix la honte de tomber entre les mains des vainqueurs. Animés par ces discours, ils s'entretuèrent.

Citons encore, comme éclairant de tristes lueurs le déclin de la République, le suicide de P. Crassus se tuant avec ses meilleurs compagnons d'armes pour ne pas tomber au pouvoir des Thraces qui ont défait l'armée de son père ; celui de L. Afranius, lieutenant de Pompée, qui, vaincu par César, se tue pour ne pas devenir son prisonnier; de C. Lutatius, le vainqueur des Cimbres, s'asphyxiant avec la vapeur de charbon pour ne pas céder à Marius; enfin celui de Marc Antoine, le vaincu d'Actium et l'amant de Cléopâtre.

Sous l'empire, le suicide devient, d'après Dion, une véritable mode, en ce sens qu'on fait consister le plus grand honneur et la plus grande gloire à souffrir la mort ou à se la donner de gaieté de cœur. De nombreux hommes politiques se donnent la mort pour éviter le plus souvent l'exécution publique. A cette époque, d'après Suétone, les condamnés qui se laissaient exécuter de la main du bourreau étaient traînés dans les rues et jetés dans le Tibre, en même temps que leurs biens étaient confisqués. Ceux, au contraire, qui mouraient de leurs mains, recevaient les derniers honneurs et leurs biens étaient conservés à leurs héritiers, comme une sorte de récompense du courage qu'ils avaient montré en se frappant eux-mêmes. Citons le suicide de Corbulon, dont la mort prématurée excita une vive émotion. Général distingué et habile écrivain, Corbulon s'était fait à Rome une situation considérable qui devait nécessairement lui valoir la haine de l'empereur Néron. Et, en effet, ce dernier, sous le prétexte toujours facile à trouver, de conspiration, le condamne à mort. Corbulon averti à temps se plonge son épée dans la poitrine. Notons encore le suicide de l'empereur Othon, vaincu par Vitellius, son compétiteur au trône.

Dans cet historique funèbre de la mort volontaire chez les personnages illustres de la Grèce et de Rome, appartenant à la carrière des armes, nous avons volontairement omis, comme dus à des causes physiologiques spéciales dont nous parlerons plus loin, les suicides en masse de peuples vaincus échappant, par la mort, à la honte de la défaite et au joug de l'étranger, comme ceux des Sydoniens défaits par Artaxercès Ochus, des Tyriens par Alexandre, des habitants de Loranda par Perdicus, des Sagontins par Scipion, des Achéens par Métellus, etc., etc. Ces immenses holocaustes à l'amour de la patrie, à la haine de l'étranger, étaient le résultat non d'une résolution mûrement arrêtée, mais de cette force secrète, indéfinissable, qui, sous l'influence de certains mobiles généreux, domine toutes les volontés et s'appelle l'*imitation*.

Moyen age. — A la place du paganisme usé et vieilli dans les âmes, surgit une croyance nouvelle, le christianisme, qui allait faire une révolution générale en proclamant l'unité de Dieu, l'égalité devant la loi et en prêchant la résignation dans le malheur. Il eut à faire de grands efforts pour arracher des esprits l'idée du suicide que les philosophes anciens y avaient profondément enracinée ; mais, lorsque la pensée chrétienne régna en maîtresse sur les consciences, le suicide devint beaucoup plus rare.

Il est incontestable que le christianisme eut une influence bienfaisante sur la tendance au suicide ; mais ne doit-on pas tenir compte aussi de l'absence de publicité ? Ajoutons encore l'influence d'une législation sévère, cruelle même, qui frappait les membres de la famille par la confiscation des biens, en même temps qu'elle vouait à l'infamie la mémoire du suicidé dont les restes, privés de sépulture, étaient pendus ou traînés sur une claie et jetés à la voirie.

Quoi qu'il en soit, l'histoire n'a enregistré dans cette longue période qu'un petit nombre de suicides d'hommes marquants, dont quelques-uns seulement peuvent être rapportés à notre sujet. Mérovée, fils de Chilpéric, pris par les soldats de son père, ne vit de recours que dans la mort, et obligea son ami Gaïlen à le percer d'un coup de poignard. Citons aussi le comte Palladius, qui, dépouillé de son comté par l'influence de l'évêque du Gévaudan, menacé de périr, s'élança deux fois sur son épée.

Temps modernes. — Par l'influence exercée sur leurs contemporains par quelques écrivains qui, comme Montaigne, par exemple, n'hésitèrent pas, dans leur admiration pour l'antiquité, à justifier la mort volontaire, les suicides se montrèrent plus fréquents dans toutes les classes de la société. Ce fut surtout à partir du XVIe siècle, celui de la Renaissance, qu'il se fit une sorte de réaction en faveur du suicide.

La mort du Florentin Philippe Strozzi, fait prisonnier à la bataille de Maronne par le grand-duc Côme Ier, mérite une mention particulière. Strozzi, accusé d'avoir pris part à l'assasinat du duc Alexandre Ier, se tua pour ne pas compromettre ses amis par les aveux que la torture pourrait lui arracher (1558). Suivant Guichardin, à la journée de Cerisolles, le duc d'Enghien, désespéré de la fortune du combat, essaya deux fois de se donner l'épée dans la gorge.

Mais il faut arriver à la Révolution, à cette grande lutte de la Liberté et de la Justice contre les priviléges et les abus de l'ancien régime, pour voir se dérouler une longue épopée où la mort volontaire et la hache des bourreaux firent tomber tant d'illustres victimes. Dans cette tourmente mémorable, l'armée paya une large part de ces sacrifices. Nous empruntons quelques-uns des plus remarquables à l'ouvrage du docteur Des Etangs (*Du Suicide politique en France depuis 1789 jusqu'à nos jours*, 1860).

C'est dans la Bastille, mal défendue, qu'est inaugurée par une tentative manquée cette longue série d'actes de désespoir. Le gouverneur, le marquis de Launay, après avoir essayé en vain de faire sauter la forteresse, tourne contre lui son épée. On le désarme inhumainement; quelques instants après il est massacré.

Cette première protestation a peu d'imitateurs, mais les journées de septembre en vont multiplier les exemples. Il faut lire dans le journal si plein d'émotions du capitaine Jourgniac de St-Méard qu'il a intitulé : *Mon agonie de trente-huit heures*, les récits douloureux des suicides de ses co-détenus, qui se poignardent, se frappent avec de mauvais couteaux, ou se brisent la tête contre les murs. A la veille du massacre des prisons, le 21 août 1792, le colonel de la garde constitutionnelle du roi, M. de Chantereine, meurt en se frappant de trois coups de couteau dans la région du cœur. Quelques jours après, dans la même prison, un jeune officier du nom de Boisragon se frappe également ; mais moins heureux, il survit à ses blessures pour être massacré dans les journées de septembre.

M. Louis Blanc, dans son *Histoire de la Révolution*, signale le suicide au camp de Guise du général Méreuve, commandant de l'artillerie, arrêté par les commissaires de la Convention.

Arrêtons-nous un instant pour enregistrer, en dehors de l'épouvantable crise intérieure qui nous occupe, le suicide mémorable du commandant Beaurepaire ne voulant pas survivre à la reddition de Verdun, qu'il a été chargé de défendre contre le duc de Brunswick. Ce dernier avait dit, en mettant à l'arçon de sa selle les pistolets qui avaient consommé ce glorieux suicide ; «Ils auront la place d'honneur dans mon cabinet d'armes ! » La mort de Beaurepaire excita en France le plus vif enthousiasme, et le 14 septembre 1791, l'Assemblée législative décrète que la dépouille de celui qui « a mieux aimé mourir que de capituler avec le tyran, » sera déposée au Panthéon.

Le *Vengeur* entouré par trois vaisseaux anglais n'avait d'autres chances de salut que de se rendre. L'équipage, enivré de sang et de poudre, poussa l'orgueil du pavillon jusqu'au suicide en masse. A mesure que le vaisseau se submerge étage par étage, les intrépides marins lâchent la bordée de tous les canons de la batterie que la mer va recouvrir. Cette batterie éteinte, les marins remontent à la batterie supérieure et la déchargent sur l'ennemi. Enfin, quand les lames balayent déjà le pont, la dernière bordée gronde encore au niveau de la mer, et les défenseurs du vaisseau s'enfoncent avec lui au cri de : *Vive la République* (1). »

Pendant l'expédition d'Egypte, de nombreux suicides inspirés par de douloureuses privations, une chaleur excessive, le souvenir de la patrie absente et le désespoir de la revoir, se produisirent dans l'armée. Un officier écrit à un de ses amis en France : « Il existe un mécontentement général dans l'armée..... Nous avons vu des soldats qui se sont donné la mort devant le général en lui disant : « Voilà ton ouvrage. » Un autre écrit du grand Caire en septembre 1798 : « On voit des soldats qui, témoins des souffrances de leurs camarades, se brûlent la cervelle; d'autres se noient dans le Nil. »

Pareilles scènes se passèrent en Russie en 1812, et plus tard, en Algérie sous Louis-Philippe. L'historien de Napoléon et de la grande armée pendant l'année 1812, Ph. de Ségur dit : « Les jeunes recrues, si pleines d'élan dans le combat, étaient sans volonté contre les tourments indicibles du froid, de la faim, des maladies, des blessures. Ces malheureux enfants, devenus fous de douleurs, alors, comme en Egypte, s'appuyaient le front sur leurs fusils et se faisaient sauter la cervelle. »

Nous arrivons au XIXe siècle.

A la suite de la conspiration qui faillit coûter la vie au premier consul, l'un des principaux complices

(1) Brierre de Boismond, loc. cit.

de Georges Cadoudal, le général Pichegru s'étrangle dans sa prison le 6 avril 1804, témoignant dans le mode de perpétration de son suicide d'une force de volonté peu commune. En effet, tressant en forme de corde sa cravate de soie noire, et la traversant par un bâton de quelques centimètres de longueur, il réussit, en tournant ce bâton, à produire l'asphyxie.

En 1805 se suicidait dans cette même Tour du Temple, qui avait été témoin de la fin tragique de Pichegru, le capitaine de la marine anglaise, Wright, tombé au pouvoir de nos mains. Un matin, le capitaine fut trouvé mort dans son lit. Il tenait à la main son rasoir ensanglanté et sur la table se trouvait le *Moniteur* de la veille annonçant la capitulation d'Ulm.

Nous avons mentionné le suicide du brave commandant de Verdun, Beaurepaire, ne voulant pas survivre à la reddition de cette place. Celui du glorieux vaincu de Trafalgar, l'amiral Villeneuve, fut inspiré par le même sentiment. De retour en 1806, des prisons de l'Angleterre, et certain d'être rayé des cadres de la marine militaire, il se tue le 22 avril de la même année.

Le prisonnier de Sainte-Hélène, après avoir un jour raconté au général Montholon que, destitué par le représentant Aubry, après le 9 thermidor, et se trouvant sans ressources, il avait eu l'intention d'attenter à sa vie, ajouta qu'à l'occasion de son abdication à Fontainebleau, en 1814, la même pensée s'était présentée à son esprit. Il termina en ces termes le long et dramatique récit des tribulations de toute nature dont cette résolution fut précédée : « Le 14 avril 1814, après une discussion des plus pénibles avec plusieurs de mes généraux, je ne résistai plus, et, fidèle à mon serment, je rendis la couronne. Cette lutte m'avait jeté dans un extrême découragement, je pris le parti de mettre fin à une vie qui n'était plus utile à la France.

« Depuis la retraite de Russie, je portais du poison suspendu au cou dans un sachet de soie : c'est Ivan qui l'avait préparé par mon ordre dans la crainte que je fusse enlevé par des Cosaques..... Ma vie n'appartenait plus à la patrie..... Les événements de ces derniers jours m'en avaient rendu maître..... Pourquoi tant souffrir, me dis-je, et qui sait si ma mort ne placerait pas la couronne sur la tête de mon fils? La France serait sauvée..... Je n'hésitai pas; je sautai à bas de mon lit, et délayant le poison dans un peu d'eau, je le bus avec une sorte de bonheur ; mais le temps lui avait ôté sa force. D'atroces douleurs m'arrachèrent des gémissements; ils furent entendus et des secours m'arrivèrent. Dieu ne voulut pas que je mourusse encore..... Sainte-Hélène était dans ma destinée (1). »

Le désastre de Waterloo vit de nombreux suicides militaires s'accomplir sur le champ de bataille même. Après avoir vainement tenté d'arrêter la panique qui s'était emparée subitement de l'armée française au cri, parti on ne sait d'où, de *sauve qui peut*, un certain nombre d'officiers et même de simples sol-

(1) *Histoire de la captivité de Sainte-Hélène*, par le général MONTHOLON.

dats se donnèrent la mort pour ne pas tomber vivants au pouvoir de l'ennemi. « Ils n'auront ni mon cheval, ni moi, dit un officier de cuirassiers, » et il se brûle la cervelle après avoir tué son cheval. A quelques pas plus loin, un colonel se tue également. Des soldats, épuisés de fatigue ou que leurs blessures empêchent de marcher, se fusillent entre eux plutôt que de se rendre. Lorsque la convention du 3 juillet, qui ouvrait à l'ennemi les portes de Paris, fut connue de l'armée, les mêmes scènes de désespoir se renouvelèrent. On vit des soldats se donner la mort, des artilleurs se tuer sur leurs pièces (1).

D'autres suicides militaires suivent de près le retour des Bourbons et la réorganisation de l'armée. Ils sont extraits des rapports de police du temps. Un grand nombre sont les suites du dévouement qu'avait inspiré l'individualité de Napoléon 1er, dont le génie avait ébloui le monde comme un météore et dont la chute jeta la consternation et le désespoir dans les derniers restes de cette vieille armée qui avait fait trembler l'Europe.

Bien que maintenu dans les cadres de l'armée active et chargé, comme colonel, du commandement de la gendarmerie royale, un officier supérieur se coupe la gorge avec un rasoir. « Il était, dit le procès-verbal de constatation, fatigué de la vie et ne pouvait oublier son empereur. » Un autre colonel, appartenant au génie, âgé de 55 ans, se tue d'un coup de pistolet sous l'influence des mêmes sentiments. Un gendarme entre un jour dans un restau-

(1) *Histoire des deux Restaurations*, par VAULABELLE.

rant, se met à crier « Vive l'empereur, vive Napoléon! » puis se coupe la gorge avec un rasoir. Un jeune officier commet l'imprudence de boire à la santé du roi de Rome; il est traduit devant un conseil de guerre qui le condamne à mort. Sa peine vient d'être commuée en sept mois de prison, lorsqu'il se brûle la cervelle.

La conjuration militaire de Grenoble, en 1816, provoque de nouveaux suicides. Le capitaine Jouanni, un de ses chefs, se tue, après la défaite, par la légion de l'Isère, des insurgés de Grenoble.

Un des malheureux compromis dans la conspiration de Berton, le médecin militaire Coffé, chevalier de la légion d'honneur, est condamné à mort par la cour prévôtale, avec un certain nombre d'autres accusés. La veille du supplice, trompant la surveillance dont il était l'objet, il s'ouvre l'artère crurale avec un bistouri caché dans ses vêtements et succombe presque instantanément..

Sous la monarchie de Juillet, les suicides furent nombreux; dans l'armée nous voyons celui du comte Alfred de Montesquiou, ancien officier d'ordonnance de l'Empereur, à la suite de pertes énormes au jeu, suicide étrange, pour la consommation duquel la victime employa presque simultanément le poison, le fer et la corde.

Plus tard, sous le second Empire, en 1855, le fils du général de Cubières, jeune et brillant officier de notre armée d'Afrique, se donne la mort pour se soustraire aux injustes sévérités de ses camarades, étendant à un jeune homme, d'une honorabilité éprouvée, la responsabilité de la faute commise par son père, condamné par la cour des pairs, sous la monarchie de Juillet, à une peine infamante (1847).

Dans la terrible catastrophe de 1870-71, beaucoup de soldats aimèrent mieux mourir que de survivre à la défaite. Nous avons encore présent à l'esprit le souvenir de ce jeune officier de marine qui, commandant pendant le siège un des forts de Paris, ne voulut pas rendre à l'ennemi ce fort confié à sa garde, et qui, le jour de la capitulation, l'esprit égaré par sa douleur patriotique, se donna lui-même la mort. C'est poussé par un sentiment analogue, mais auquel venait s'ajouter le désir de la vengeance, qu'un garde du génie essaya de faire sauter la citadelle de Laon, au moment où les Allemands venaient de l'occuper. Il espérait ainsi entraîner le plus grand nombre d'ennemis possible dans une mort commune.

On se rappelle encore la tentative infructueuse d'un de nos généraux, envoyé avec une armée au secours d'une ville assiégée. Après des revers successifs qui ont pour résultat de rejeter son armée entre les ennemis et les montagnes du Jura, il ne lui reste plus, pour épargner à ses troupes la honte d'une capitulation, que la faculté de demander l'hospitalité au pays voisin. Il se tire un coup de pistolet, mais ne se fait qu'une blessure légère, puis il passe en Suisse avec son armée.

Terminons enfin cette longue nomenclature de suicides militaires par celui du général Gaulard en 1880, et celui, plus récent encore, du général Ney, qui s'est tué dans sa campagne le 20 février 1881.

CHAPITRE III

Etude statistique du suicide dans l'armée française

Dans son étude médico-légale sur le suicide (in *Dictionnaire des sciences médicales,* vol. 52, Paris 1821), Esquirol s'exprime ainsi au sujet de l'armée : « L'esprit militaire, qui inspire l'indifférence pour la vie, qui n'attache pas une grande importance à un bien qu'on est prêt à sacrifier à l'ambition du maître, l'esprit militaire doit être favorable au suicide. » Dans le chapitre précédent, nous avons emprunté à l'histoire de nombreux exemples confirmant cette assertion. Aujourd'hui encore, on trouve une différence sensible, tout au désavantage de notre armée, entre le nombre des suicides de la population civile et ceux qui se commettent dans l'armée. En effet, aux causes qui déterminent le suicide dans les autres classes de la société, les militaires en ajoutent qui leur sont propres. L'habitude de braver le danger, l'impossibilité d'échapper autrement que par la mort à la responsabilité d'actes qui sont plus graves dans l'armée qu'autre part, ou qui ne le sont même que là, la facilité du moyen qui est toujours à proximité, expliquent assez bien cette triste prééminence.

Comme M. Bertillon le fait remarquer avec raison, jnsqu'en 1862, on ne possédait pas de documents statistiques officiels et les diverses recherches entreprises dans cette direction péchaient singulièrement par l'absence ou le vague des renseignements que les auteurs avaient à leur disposition.

Depuis 1862, les statistiques annuelles permettent de connaître le chiffre exact des décès par suicide survenus, soit dans les corps servant en France, soit dans ceux qui tiennent garnison en Algérie, et jusqu'en 1869, pour ceux que nous maintenions à Rome ou dans les Etats Pontificaux. Les chiffres que présentent les documents officiels ne peuvent être sujets à discussion, puisqu'il s'agit là de faits matériels, absolus, où l'interprétation n'entre point en cause, et que leur nombre relativement minime permet et oblige de l'obtenir en toute sécurité. Nous ne puiserons donc nos documents que dans ces comptes-rendus statistiques, ne faisant pas remonter nos recherches au delà de l'année 1862, à laquelle ils remontent eux-mêmes (1).

(1) Le 22 juillet 1851 la loi suivante fut promulguée :

Art. 5. — A l'avenir (cet avenir n'a commencé qu'en 1862), le compte-rendu annuel relatif au recrutement comprendra des renseignements statistiques sur l'état sanitaire de l'armée dans des tableaux indiquant pour chaque corps :

1° L'effectif moyen de l'armée ; 2° le nombre d'hommes traités aux hôpitaux, etc.; 3° le nombre d'hommes réformés ; 4° le nombre d'hommes décédés; 5° enfin l'indication des causes qui ont déterminé l'admission aux hôpitaux ou aux infirmeries, les réformés ou les décès.

Le tableau I donne le relevé de la mortalité par suicide de l'armée française depuis 1862, date de la création du bureau de statistique au ministère de la guerre, jusqu'en 1878. Les années 1870 et 1871 font seules défaut, leur mortalité par suicide ayant été modifiée par les évènements de la guerre de 1870-71 et les documents officiels n'ayant pas été publiés à ce sujet et pour cette période.

TABLEAU I. — *Mortalité par suicide dans l'armée française (1862-1878)*

ANNÉES	Corps de France		Corps d'Algérie		Corps d'occupation en Italie		Moyenne de l'ensemble	
	nombre de décès	proportion par 1000 hommes d'effectif	nombre de décès	proportion par 1000 hommes d'effectif	nombre de décès	proportion par 1000 hommes d'effectif	nombre de décès	proportion par 1000 hommes d'effectif
1862	186	0.61	43	0.79	2	0.15	231	0.62
1863	133	0.45	26	0.40	7	0.51	166	0.45
1864	146	0.53	31	0.51	4	0.31	181	0.52
1865	131	0.50	47	0.63	6	0.50	184	0.53
1866	144	0.51	36	0.59	4	0.33	161	0.52
1867	137	0.43	40	0.62	5	»	177	0.46
1868	128	0.39	37	0.58	«	0.94	170	0.43
1869	131	0.37	45	0.72	6	»	176	0.42
.....	.....	.....	.....	.....	.....	.....	.....	.....
.....	.....	.....	.....	.....	.....	.....	.....	.....
1872	119	0.34	25	0.33			144	0.335
1873	140	0.33	38	0.57			178	0.37
1874	122	0.32	32	0.60			154	0.36
1875	137	0.34	31	0.72			168	0.38
1876	96	0.24	26	0.49			122	0.27
1877	109	0.26	26	0.47			135	0.28
1878	100	0.23	32	0.58			132	0.27

La seule inspection de ce tableau permet de constater une diminution très notable des suicides depuis 1862 ; alors que dans cette dernière année on comptait en France 620 suicides pour un million de soldats ; en 1878, au contraire, la proportion est descendue à 270, c'est-à-dire, a baissé de plus de moitié. Cet heureux résultat est dû, sans aucun doute, à la réduction du service militaire qui de sept a été porté à cinq ans, ainsi qu'à l'abrogation, en 1872, de la loi de dotation qui, en consacrant un privilège à la fortune, laissait s'éterniser sous les drapeaux un grand nombre de vieux soldats, retenus dans l'armée par une prime élevée et par l'espoir de la retraite. On sait qu'une des dispositions de la loi du 22 juillet 1873 porte que les brigadiers, caporaux et soldats, ne peuvent être maintenus sous les drapeaux au delà de 29 ans ; les sous-officiers après 36. Cette bienfaisante mesure a déjà porté ses fruits : notre armée a été régénérée, a été rajeunie : les hommes qui la constituent sont, en dehors des cadres, des éléments jeunes, dont l'âge moyen ne dépasse pas 24 ans, et on ne voit plus, dans nos régiments, que de rares vétérans, dernières épaves d'un régime suranné.

Tandis que la tendance au suicide est en proportion notablement décroissante dans l'armée française, il n'en est pas de même dans la population civile. Depuis cinquante ans, le nombre des suicides a augmenté en France dans de telles proportions qu'il a exactement *triplé* de fréquence. Si l'on consulte le tableau relatant la moyenne annuelle des suicides à chaque âge sur un million de survivants, on voit que de 21 à 30 ans on compte 152 suicides, et de 30 à 40, 197 (1). En comparant ces résultats à ceux du tableau I on voit que la mortalité par suicide était, en 1862, presque *quatre* fois plus considérable dans l'armée que dans le reste de la population civile des mêmes âges ; qu'elle était un peu plus du *double* en 1872 et seulement la moitié plus forte en 1878. L'état moral du soldat est donc devenu meilleur dans ces dernières années.

Le tableau précédent nous montre encore que la tendance au suicide est plus marquée chez les troupes qui tiennent garnison en Algérie que chez celles qui servent à l'intérieur. Dans les six dernières années qu'embrasse notre statistique, le suicide a donné, pour l'Algérie, une mortalité qui est presque exactement le double de celle fournie par les troupes stationnées en France. L'influence du séjour algérien se traduit donc par une forte augmentation de la mortalité par suicide, comme aussi par une proportion plus considérable de la mortalité par maladie. Il faut chercher l'explication de ce fait dans les fatigues et les privations de toute nature qu'endurent les soldats envoyés en colonne, par une chaleur parfois excessive, dans l'éloignement du sol natal, enfin dans le recrutement spécial des corps d'Algérie.

Rappelons, en effet, que notre armée d'Algérie est composée : 1° de régiments qui, en temps de paix, tiennent garnison d'une manière permanente dans cette colonie (zouaves, bataillons d'infanterie légère

(1) Chaussinand, Thèse citée, p. 74.

d'Afrique, chasseurs à cheval, corps indigènes et corps disciplinaires) ; 2° de troupes détachées provisoirement en Algérie. Or, si l'on tient compte d'une part de la rupture brusque produite par le changement de climat, dans les habitudes et le genre de vie, de l'excitation due à la température souvent excessive et à la consommation considérable de l'absinthe et de l'eau-de-vie, encouragée par leur très-bas prix, et, d'autre part, que le corps d'Algérie proprement dit était, jusqu'en 1875, composé d'engagés volontaires et d'anciens soldats, souvent les plus mal notés du régiment où ils avaient été enrôlés, on s'explique ainsi facilement la réputation proverbiale de notre armée d'Afrique qui a toujours passé pour une armée vaillante et courageuse, mais aussi pour le foyer de l'alcoolisme, de la syphilis et de l'aliénation mentale, causes puissantes du suicide dans l'armée.

Un seul coup d'œil jeté sur le tableau II montre que le suicide sévit inégalement sur les différents corps de notre armée. Les armes les plus maltraitées sont en première ligne : [les vétérans], la légion étrangère, les bataillons d'Afrique, les ateliers de condamnés, [la garde impériale], les troupes d'Algérie et les corps spéciaux de la ville de Paris (gendarmerie de la Seine, garde républicaine, régiment de sapeurs-pompiers). Après les corps spéciaux de la ville de Paris, viennent par ordre décroissant : les bataillons de chasseurs à pied, les escadrons du train des équipages, l'infanterie de ligne, l'artillerie, la cavalerie, le génie, les sections d'ouvriers et d'infirmiers, les compagnies de discipline et les pénitenciers.

TABLEAU II. — *Mortalité par suicide d'après l'arme. (Années 1862-78). — (Proportion pour 1000 hommes)*

INTÉRIEUR	1862	1863	1864	1865	1866	1867	1868	1869	1872	1873	1874	1875	1876	1877	1878	MOYENNE générale
Garde impériale (1)	1.17	0.70	0.65	0.48	0.71	0.54	0.34	0.59								0.65
Corps spéciaux de la ville de Paris	1.34	1.15	0.23	0.45	0.68	0.42	»	0.21	0.12	0.55	0 65	0.87	0.71	0.69	0.58	0.57
Infanterie de ligne	0.51	0.38	0.51	0.51	0.47	0.41	0.39	0.31	0.34	0.29	0.33	0.35	0.24	0 32	0.26	0.37
Bataillons de chasseurs à pied	0.48	0.47	0.81	0.68	0.59	0.47	0.42	0.38	0.59	0.54	0.50	0.54	0.47	0.59	0.40	0.53
Cavalerie et remonte	0.65	0.33	0.55	0.37	0.48	0.38	0.38	0.28	0.29	0.44	0.32	0.26	0.15	0.14	0.21	0.35
Artillerie et train d'artillerie	0.41	0.55	0.29	0.62	0.47	0.46	0.48	0.37	0.32	0.32	0.28	0.34	0.27	0.28	0.21	0.37
Régiments du génie	0.80	0.44	0.68	0.39	0.61	0.48	0.16	0.16	0.24	0.10	»	0.09	0.27	0.33	0.16	0.33
Régiments de pontonniers									»	»	0.53	»	0.48	»	0.38	0.20
Train des équipages militaires	0.40	0.93	0.98	0.47	0.45	0.66	0.33	»	0.55	0.15	0.81	0.34	0.34	0.30	0.17	0.46
Ouvriers d'artil., du génie et d'ad[on]	0.26	0.80	0.24	0.47	0.49	0.52	0.71	0.31	»	0.12	0.23	»	0.16	0.16	0.21	0.31
Infirmiers militaires	»	»	1.05	0.30	0.31	0.48	0.31	0.82	»	0.61	»	0.42	0.17	»	0.17	0.31
Compagnies de vétérans (2)	5.70	2.41	3.68	1.08	2.68	3.04	4.33	»								2.86
Pénitenciers de France (3)								0.88	»	»	»	»	»	»	»	0.11
ALGÉRIE																
Corps d'Algérie (4)	1.03	0.43	0.34	0.71	0.62	0.54	0.65	0.73	0.39	0.65	0.61					0.61
Régiments de zouaves	0.90	0.33	0.43	1.03	0.49	0.61	0.54	0.78	0.06	0.49	0.62	1.26	0.58	0.61	0.31	0.60
Régiments de tirailleurs algériens	0.57		0.19	0.33	0.16	0.20	0.41	0.27	0.19	1.06	0.34	1.17	0.66	0.68	1.42	0.51
Régiments de spahis (5)	0.85	0.28	0.29	0.83	0.55	0.27	0.85	1.18	0.92	0.67	0.75					0.58
Légion étrangère (6)	1.92	2.13	»	»	»	0.33	2.30	3.14	0.34	0.78	0.96	0.34	0.37	0.78	0.71	1.23
Bataillons d'inf[ie] légère d'Afrique	1.09	»	»	1.24	0.39	1.25	0.98	0.62	»	0.79	0.72	1.05	1.19	1.21	1.45	0.80
Compagnies de discipline	0.77	»	0.61	»	»	0.53	0.59	0.56	»	0.50	0. 64	»	»	»	»	0.28
Pénitenciers d'Algérie (3)									»	0.33	»	0.95	»	»	»	0.16
Ateliers de condamnés (3)								2.57	»	0.43	0.46	0.90	»	1.00	»	0.67
Corps de France en Algérie (7)	0.60	0.52	0.61	0.59	0.57	0.72	0.47	0.71	0.26	0.40	0.57					0.55
Corps d'occupation en Italie (8)	0.15	0·51	0.31	0.50	0.33	»	0.94	»								0.39

(1) Supprimée après la chute de l'Empire (1870).
(2) Supprimées en 1872.
(3) Jusqu'en 1869, les décès survenus dans les pénitenciers de France et d'Algérie et les ateliers de condamnés ont été rapportés aux corps de troupes dont les suicidés faisaient partie. Les suicides n'ont été indiqués dans la statistique qu'à partir de cette époque.
(4) Sous le nom de corps d'Algérie proprement dit, la statistique médicale de l'armée entend l'ensemble des corps permanents de cette colonie (zouaves, spahis, tirailleurs algériens, bataillons d'Afrique, etc.). En 1875, ce titre a été supprimé par les auteurs de la statistique qui ont réservé une colonne spéciale à chacun de ces corps.
(5) La mortalité par suicide des régiments de spahis est confondue, depuis 1875, dans celle de l'ensemble de la cavalerie.
(6) En Chine et en Cochinchine pendant les trois années 1864 65-66.
(7) Depuis 1875, les suicides des hommes appartenant aux corps détachés en Algérie (corps de France en Algérie), sont confondus, dans la statistique médicale de l'armée, avec ceux de la même arme servant en France.
(8) Rentré en France en 1870.

Dans les premières années que parut la statistique officielle de l'armée française, on rapportait par erreur la principale cause de ces différences à l'élévation de la solde allouée au soldat, solde variable avec chaque arme. Les résultats ultérieurs ont démontré que cette influence est peu considérable, que l'âge et la durée du service jouent un rôle beaucoup plus prééminent. Rappelons en effet que les anciennes compagnies de vétérans étaient composées de vieux soldats, comptant au moins 24 ans de service, et qui pouvaient cependant accomplir encore un service actif à l'intérieur; que la garde impériale et les corps spéciaux de la ville de Paris étaient, jusqu'en 1867, recrutés exclusivement parmi les hommes enrôlés dans les divers régiments où ils avaient déjà servi pendant de longues années. Or, comme nous le montrerons plus loin, la mortalité par suicide est proportionnelle à la durée du service. Ajoutons en outre l'influence du séjour de la capitale, si évidente dans le suicide de la population civile. On a dit avec raison que Paris est la ville du monde où on se tue le plus: sa population ne constitue que le 1/20 de celle de la France, et cependant Paris fournit à lui seul le 1/6 de la totalité des suicides.

Parmi les armes les plus maltraitées la *légion étrangère* occupe le second rang. Ce régiment formé d'éléments très variables, venus de tous les coins de l'Europe, parfois excellents, parfois très médiocres à tous les points de vue, se trouve dans des conditions spéciales à lui propres, et de plus il séjourne en Algérie.

Les bataillons d'infanterie légère d'Afrique viennent au 3e rang. Les hommes de ces bataillons, plus connus sous le nom de *Zéphyrs*, ont presque tous passé par les compagnies de discipline ou subi quelques fortes punitions disciplinaires avant d'être incorporés dans cette arme spéciale, où ils viennent faire ce que, dans l'argot militaire, on appelle le *rabiot*, c'est-à-dire remplacer le temps qu'ils ont passé dans les corps disciplinaires. L'extrême rigueur de la discipline, le souvenir de l'ancien régiment où la vie était plus douce, enfin l'exaltation cérébrale de la plupart de ces hommes, nous rendent assez bien compte de cette tendance au suicide si marquée chez eux.

Nous nous sommes déjà expliqué sur la fréquence du suicide dans les différents corps en garnison en Algérie, que nous avons rapportée surtout au mode de recrutement spécial, aux abus alcooliques, aux fatigues et souffrances de toute nature qu'endurent les soldats envoyés en colonnes, et enfin au climat de la colonie.

Nous avons parlé aussi, dans nos considérations générales, de la rareté du suicide dans les Corps disciplinaires et les Pénitenciers : ce fait vient à l'appui de l'opinion soutenue par M. le professeur Lacassagne, que les natures les plus défectueuses et les plus criminelles sont précisément celles qui fournissent le moins de suicides.

Un fait à noter et qui résulte de l'étude du tableau II, c'est que la cavalerie et le génie se suicident moins que l'infanterie. Nous pensons volontiers que les occupations que le cheval donne au cavalier, éloignent assez souvent celui-ci des abus alcooliques, et peuvent, en conséquence, sauvegarder son état moral.

Le suicide ne sévit pas avec la même intensité sur chacun des rangs de notre armée. De tous les militaires, ce sont les sous-officiers qui fournissent le plus de victimes ; les officiers viennent ensuite, puis les soldats. Le tableau suivant nous donne la mortalité rapportée à 1000 h., des trois principales catégories de la hiérarchie militaire.

TABLEAU III. — *Mortalité par suicide d'après le grade (1862-78). — (Proportion par 1.000 hommes).*

<table>
<tr><th>ANNÉES</th><th>OFFICIERS</th><th>SOUS-OFFICIERS</th><th>CAPORAUX & SOLDATS</th></tr>
<tr><td>1862</td><td>0.31</td><td colspan="2">0.63</td></tr>
<tr><td>1863</td><td>0.18</td><td colspan="2">0.47</td></tr>
<tr><td>1864</td><td>0.44</td><td colspan="2">0.52</td></tr>
<tr><td>1865</td><td>0.48</td><td colspan="2">0.50</td></tr>
<tr><td>1866</td><td>0.68</td><td colspan="2">0.47</td></tr>
<tr><td>1867</td><td>0.42</td><td>0.91</td><td>0.42</td></tr>
<tr><td>1868</td><td>0.41</td><td>0.75</td><td>0.40</td></tr>
<tr><td>1869</td><td>0.53</td><td>0.88</td><td>0.37</td></tr>
<tr><td>..........</td><td>..........</td><td>..........</td><td>..........</td></tr>
<tr><td>..........</td><td>..........</td><td>..........</td><td>..........</td></tr>
<tr><td>1872</td><td>0.56</td><td>1.04</td><td>0.25</td></tr>
<tr><td>1873</td><td>0.47</td><td>1.14</td><td>0.29</td></tr>
<tr><td>1874</td><td>0.30</td><td>1.24</td><td>0.28</td></tr>
<tr><td>1875</td><td>0.52</td><td>0.75</td><td>0.35</td></tr>
<tr><td>1876</td><td>0.53</td><td>0.50</td><td>0.24</td></tr>
<tr><td>1877</td><td>0.36</td><td>0.58</td><td>0.26</td></tr>
<tr><td>1878</td><td>0.30</td><td>0.53</td><td>0.25</td></tr>
<tr><td>Moyenne générale</td><td>0.43</td><td>0.83</td><td>0.31</td></tr>
</table>

L'explication de ce fait doit encore être recherchée dans l'âge et les habitudes alcooliques que provoque une solde relativement élevée, dans les déceptions dues à l'avancement, dans la perspective, souvent pénible, de voir arriver bientôt l'heure de la retraite, enfin dans cette susceptibilité spéciale qu'on ne voit nulle part plus développée que chez les vieux soldats, qui, vieillis sous le harnais, ont passé la plus grande partie de leur vie dans les casernes ou dans les camps.

Etudions maintenant comment se répartit le suicide dans les différents éléments de notre armée, suivant le titre auquel servent les militaires. En dehors du corps des officiers, notre armée, comme on le sait, se compose de sous-officiers et de soldats appartenant à une des cinq catégories suivantes; — 1° engagés conditionnels; 2° engagés volontaires; 3° rengagés, remplaçants, commissionnés; 4°, 1e et 2e portion du contingent; 5° réservistes. La statistique officielle nous donne les résultats suivants relatifs aux quatre années 1875-76-77-78.

ANNÉES	SOUS-OFFICIERS, BRIGADIERS, CAPORAUX & SOLDATS				
	ENGAGÉS		RENGAGÉS remplaçants commission	1e et 2e port. du contingent	RÉSERVes
	Condition	Volontaires			
1875	0.17	0.89	1.96	0.17	0.47
1876	0.10	0.43	1.95	0.17	0.11
1877	0.10	0.65	0.89	0.19	0.23
1878	0.32	0.72	0.41	0.18	0.20
Moyenne gle.	0.17	0.67	1.30	0.177	0.25

Le suicide est plus rare chez les *engagés conditionnels* que partout ailleurs : la courte durée de leur service, les faveurs dont ils jouissent, comme celle de vivre à la cantine, enfin l'argent dont la plupart disposent pour satisfaire leurs plaisirs, sont autant de motifs qui les préservent du dégoût du service militaire.

Contrairement à la classe précédente, celle des *engagés volontaires* fournit une mortalité par suicide considérable. Ce résultat ne doit pas surprendre, car on ne doit pas oublier que le métier militaire est la dernière ressource de beaucoup de jeunes gens, fruits-secs, paresseux ou cérébraux. Combien n'en voit-on pas aussi qui s'engagent pour se soustraire aux reproches et à la surveillance de leurs parents ? Les désillusions qu'entraîne cette nouvelle carrière où il faut, malgré soi, obéir et travailler, la discipline sévère et les punitions qu'elle inflige, provoquent chez ces natures nerveuses l'impulsion au suicide.

Quant aux *réservistes*, ils se suicident également plus que les engagés conditionnels et les diverses portions du contingent annuel, mais cependant beaucoup moins que les engagés volontaires, les remplaçants et les commissionnés. Remarquons tout d'abord la proportion élevée des suicides dans la première année qui suivit la mise en vigueur de la loi du 27 juillet 1872 ; cette proportion a diminué de moitié dans les années suivantes. Nous pensons que les chagrins domestiques et les dommages économiques, résultant du départ du chef de famille, sont les causes principales qui puissent rendre compte de cette triste tendance.

TABLEAU IV. — *Mortalité par suicide d'après la durée du service*

SOUS-OFFICIERS, BRIGADIERS CAPORAUX ET SOLDATS	1862	1863	1864	1865	1866	1867	1868	1869	Moyenne
AYANT :									
Moins d'un an de service	0.16	0.39	0.21	0.31	0.40	0.25	»»	0.26	0.28
De 1 à 3 ans.	0.32	0.28	0.35	0.32	0.24	0.21	»»	0.19	0.27
3 à 5 »	0.42	0.35	0.47	0.40	0.37	0.42	»»	0.40	0.40
5 à 7 »	0.86	0.54	0.41	0.47	0.45	1.02	»»	0.61	0.48
7 à 10 »	0.98	0.68	0.65	0.90	0.73	0.63	»»	0.79	0.76
10 à 14 »	1.12	0.61	0.79	0.72	0.74	0.62	»»		0.77
Plus de 14 ans de service	1.25	0.65	1.02	0.83	0.56	0.75	»»	1.07	0.87

Nous n'avons pu calculer proportionnellement à 1000 h. la mortalité par suicide de l'année 1868, la statistique officielle n'indiquant pas, pour cette année, le chiffre des hommes appartenant à chacune des catégories, relatives à la durée du service.

Le tableau précédent démontre de la façon la plus évidente la proposition émise plus haut, à savoir que *la tendance au suicide augmente chez les militaires proportionnellement à la durée du service.*

Rapprochons de ce tableau le suivant qui donne la mortalité par suicide d'après l'âge, de 1875 à 1878. La durée du service augmentant naturellement avec l'âge, ces deux statistiques doivent conduire à des résultats analogues, sinon identiques.

TABLEAU V. — *Mortalité par suicide d'après l'âge (1875-1878)*

SOUS-OFFICIERS, BRIGADIERS CAPORAUX ET SOLDATS AYANT :	1875		1876		1877		1878		MOYENNE générale	
	Nomb. des Décès	Prop. p. 1000 h.	Nomb. des Décès	Prop. p. 1000 h.	Nomb. des Décès	Prop. p. 1000 h.	Nomb. des Décès	Prop. p. 1000 h.	Total des Décès	Prop. p. 1000 h.
20 ans et au-dessous	6	0.21	5	0.19	9	0.32	6	0.24	26	0.24
De 21 à 23 ans.	32	0.17	22	0.15	43	0.25	42	0.23	139	0.20
23 à 25 »	51	0.36	36	0.21	39	0.22	43	0.24	169	0 25
25 à 27 »	14	0.66	20	0.36	17	0.32	9	0.18	60	0.38
27 à 20 »	13	0.67	6	0.27	11	0.57	12	0.47	42	0 49
31 à 35 »	14	1.08	11	0.99	12	0.20	7	0.78	32	0.76
36 ans et au-des.	38	1.26	22	1.07	14	0.68	13	0.62	83	0 91

Tandis que la proportion des décès par maladie diminue avec l'âge du soldat jusqu'à 30 ans, il n'en est pas de même de celle des décès par suicide qui présente au contraire une marche tout opposée. En effet la progression est continuellement croissante depuis les deux premières années de service qui en comptent le moins (0,28 et 0,27), jusqu'aux dernières années où la mortalité par suicide s'élève à 0,87. L'influence de la première année de service se traduit *toujours* par une légère augmentation du nombre des suicides relativement aux deux années suivantes, puis la proportion s'accroît régulièrement dans les années qui suivent.

La progression qui vient d'être constatée se retrouve d'ailleurs dans la population civile, relativement à l'âge des suicidés. Ainsi, sur 1000 décès par suicide (hommes), les Comptes-rendus de la Justice criminelle en comptent 72 de 21 à 30 ans, 94 de 30 à 40, 130 de

40 à 50, 158 de 50 à 60 (Chaussinand). L'âge a donc, en dehors des causes déterminantes, une influence spéciale que l'on ne saurait nier.

Il nous a paru intéressant d'étudier la répartition du suicide dans chacun des différents corps de notre armée. Par la loi du 24 juillet 1873, le territoire français et divisé en 18 régions à chacune desquelles correspond un corps d'armée ; (1) il y en a en outre un

(1) Les 19 corps de l'armée française tiennent garnison dans les départements suivants. — Dans le département en italique se trouve le chef-lieu de corps d'armée :

1er corps. — Départements : *Nord*, Pas-de-Calais.

2e corps. — *Somme*, Aisne, Oise.

3e corps. — *Seine-Inférieure*, Calvados, Eure.

4e corps. — *Sarthe*, Mayenne, Eure-et-Loir, Orne.

5e corps. — *Loiret*, Loir-et-Cher, Seine-et-Marne, Yonne.

6e corps. — *Marne*, Meurthe-et-Moselle, Vosges, Aube, Meuse, Ardennes.

7e corps. — *Doubs*, Haute-Marne, Haute-Saône, Ain, Jura, Territoire de Belfort.

8e corps. — *Cher*, Nièvre, Saône-et-Loire, Côte-d'Or.

9e corps. — *Indre-et-Loire*, Maine-et-Loire, Deux-Sèvres, Vienne, Indre.

10e corps. — *Ille-et-Vilaine*, Manche, Côtes-du-Nord.

11e corps. — *Loire-Inférieure*, Morbihan, Finistère, Vendée.

12e corps.—*Haute-Vienne*, Charente, Creuse, Dordogne, Corrèze.

13e corps. — *Puy-de-Dôme*. Allier, Loire, Haute-Loire, Cantal.

14e corps et Gouvernement militaire de Lyon. — *Rhône*, Isère, Savoie, Haute-Savoie, Drôme, Hautes-Alpes.

15e corps. — *Bouches-du-Rhône*, Gard, Alpes-Maritimes, Basses-Alpes, Var, Vaucluse, Ardèche, Corse.

16e corps. — *Hérault*, Aude, Lozère, Pyrénées-Orientales, Tarn, Aveyron.

17e corps. — *Haute-Garonne*, Lot, Lot-et-Garonne, Ariège, Tarn-et-Garonne.

18e corps. — *Gironde*, Charente-Inférieure, Landes, Hautes-Pyrénées, Basses-Pyrénées.

19e corps. — *Alger*, Constantine, Oran.

Gouv. militaire de Paris et de Versailles.—Seine et Seine-et-Oise.

spécialement affecté à l'Algérie. Le tableau VI que nous avons dressé d'après les comptes-rendus officiels, donne, pour chaque corps, les chiffres relatifs aux quatre années 1875-78. Tout d'abord nous devons déclarer que, vu le petit nombre d'années qu'embrasse notre statistique, nous ne croyons pas qu'on soit en droit d'affirmer que les moyennes proportionnelles indiquées au tableau VI se maintiendront identiques dans l'avenir. D'autant que certains résultats inattendus que révèle cette stastique sont en contradiction flagrante avec ceux observés dans la population civile.

Depuis longtemps déjà on a signalé l'influence pernicieuse des grandes villes, et en particulier de Paris sur la tendance au suicide. Or, dans le tableau suivant, nous voyons que le gouvernement militaire de Paris, occupe le 12e rang en 1875, 1876 et 1878, le 11e en 1877, et, dans l'ensemble de ces quatre années, le 13e. Le gouvernement militaire de Lyon n'occupe que le 18e. Ces résultats inattendus sont contraires à l'observation des faits dans le milieu civil; nous ne faisons que les transcrire, et nous laissons à d'autres le soin d'en expliquer la cause. Peut-être cependant pourrait-on trouver dans le casernement des troupes, en grande partie logées dans la banlieue de Paris et dans les forts, et par cela même éloignées des tentations malsaines de la capitale, une explication satisfaisante.

Ainsi, il résulte de ce tableau statistique que les corps d'armée qui ont fourni le plus grand nombre de décès par suicide pendant les quatre années 1875-78, sont par ordre décroissant — 1er, le 19e corps, *Algérie* (0,56); 2e, le 3e corps, *Rouen* (0,45); 3e, le 11e corps, *Nantes* (0,44); 4e, le 15e corps, *Marseille*, (0,35); 5e, le 16e corps, *Montpellier* et le 7e corps, *Rennes* (0,34); 6e, le 8e corps, *Bourges*, (0,33); 7e, le 9e corps, *Tours* (0, 29); 8e, les 2e corps, *Amiens* et 18e corps, *Bordeaux* (0,28); 9e le 17e corps, *Toulouse* (0,27); 10e, le gouvernement militaire de *Paris* (0,26); 11e, le 4e corps, *Le Mans* (0,25); 12e, le 5e corps, *Orléans* et le 13e corps, *Clermont* (0,24); 13e, le 6e corps, *Châlons-sur-Marne* (0,22); 14e, le 14e corps et le gouvernement militaire de *Lyon* (0,20); 15e, le 1er corps, *Lille* (0,11), et 16e, le 12e corps, *Limoges* (0,08).

TABLEAU VI. — *Mortalité par suicide par corps d'armée (1875-78).*
(Proportion pour 1000 habitants)

Années	G. m. de Paris	1er c. d'armée	2e corps	3e corps	4e corps	5e corps	6e corps	7e corps	8e corps	9e corps	10e corps	11e corps	12e corps	13e corps	14e corps	15e corps	16e corps	17e corpss	18e corps	19e corps
1875	0.35	0.08	0 51	0.51	0.29	0.08	0.21	0.47	0.36	0.43	0.34	0.49	0.10	0.58	0.25	0.49	0.44	0.54	0.26	0.72
1876	0.32	0.04	0.21	0.21	0.46	0.37	0.19	0.42	0.41	0.21	0.22	0.42	0.17	0.16	0.25	0.29	0.26	0.00	0.15	0.41
1877	0.26	0.04	0018	0.18	0.00	0.18	0.23	0.20	0.37	0.89	0.26	0.63	0.00	0.23	0.13	0.31	0.32	0.34	0.36	0.48
1878	0.22	0.16	0.38	0.34	0.15	0.32	0.24	0.23	0.19	0.25	0.31	0.24	0.06	0.00	0.11	0.31	0.36	0.15	0.34	1.58
Mortalité moyenne	0.26	0.11	0.28	0.45	0.25	0.24	0.22	0.34	0.33	0.29	0.28	0.44	0.08	0.24	0.20	0.35	0.34	0.38	0.28	0.56

Ces chiffres sont en désaccord avec ceux donnés par les auteurs sur les suicides pour les différentes régions de la France. Sur 100 individus qui se tuent annuellement en France, on trouve pour chacune des cinq régions que le nombre des suicides, Paris compris, atteint son maximum dans le nord et décroît successivement dans l'est, l'ouest et le centre; il est au minimum dans la région du sud et dans la Corse. En recherchant le rapport qui existe entre le nombre des suicides commis dans chaque région et la population, on constate que les régions se présentent dans l'ordre suivant : Nord, Est, Centre, Ouest, Sud; la Corse vient en dernière ligne.

Voici d'ailleurs les résultats que donne la statistique (1);

	Brierre de Boismont (1835-43)	Lisle (1836-52)	Wagner (1856-60)	Morselli (1872-76)
	(1 suicide sur habit.)		(sur 1 million)	
Région du Nord.........	7560	6183	168	237.0
id. de l'Est.........	15980	13855	95	138.6
id. du Centre.........	19123	16113	73	126.0
id. de l'Ouest.......	20768	18481	70	95.0
id. du Sud..........	23601	20457	68	93.5
Corse.................	52334	55366	13	28.6

Ce désaccord dans les deux statistiques trouve son explication dans le mode de recrutement de l'armée qui, au lieu d'être régional, se fait sur tous les points du territoire : or la plus grande partie des contingents départementaux, quelle qu'en soit la provenance, est versée dans les différents corps de troupe sans tenir compte de la distance.

Du suicide dans les principales armées de l'Europe

Nous croyons qu'il n'est pas sans intérêt de rapprocher des recherches précédentes relatives à l'armée française, les résultats, consignés dans les sta-

(1) Morselli. *Il suicidio*, Milan 1879.

tistiques étrangères ou les ouvrages spéciaux, concernant le suicide dans les autres armées de l'Europe.

La *Gazette de Woos* a publié en 1868 la statistique suivante sur la proportion du suicide dans les différentes armées du nord et du centre de l'Europe.

Allemagne du Nord..	1	suicide sur	2238	hommes
Danemark..........	1	—	3900	—
Saxe..............	1	—	5000	—
Prusse (1849-52).....	1	—	9000	—
Duché de Bade.....	1	—	9000	—
Norwège...........	1	—	9000	—
Wurtemberg	1	—	9784	—
France.............	1	—	10000	—
Suède..............	1	—	15000	—
Bavière............	1	—	15600	—
Belgique...........	1	—	17800	—

Dans ces divers pays, l'armée donne un plus grand nombre de suicides que la population civile. Dans le *Danemark* seul, la proportion des suicides civils dépasse celle des militaires; la différence, il est vrai, est très minime (388 et 382 pour un million d'habitants en 1845-56), encore les suicides d'officiers n'ont-ils pas été compris dans la statistique. (Morselli).

En *Suède*, de 1850 à 1855, sur 568 suicides, l'armée en a fourni 450, soit le rapport de 100 à 423.

Chez les soldats de *Saxe*, de 1847 à 1858, la mortalité par suicide était de 640 pour un million, tandis que parmi les civils elle était à peine de 369; ce qui donne 100 suicides civils pour 177 militaires (Morselli).

Dans le *Wurtemberg*, pour 170 suicides chez les civils, il y en a eu 320 chez les militaires, c'est-à-dire, 100 : 192 (Schimmer).

Il résulte des travaux publiés par Boudin, dans son *Hygiène militaire comparée*, que, dans la période décennale 1829-38, la proportion moyenne a été dans l'*armée prussienne* de 1 suicide sur 1985 hommes. Au point de vue de l'arme, nous constatons que la proportion des suicidés, qui n'est que de 2 sur 10,000 hommes dans l'artillerie et dans le génie, s'élève à 4 dans l'infanterie, et que, contrairement à ce qui se passe chez nous et en Italie, elle atteint son maximum, 7 sur 10,000 hommes dans la cavalerie. Ajoutons que la proportion des suicides a été, dans la même armée, 0,60 pour 1,000 hommes d'effectif, en 1867-69, et, 0,62 en 1872. (1) Pour un million de militaires, c'est 600 et 620 suicides, proportion bien supérieure à celle de la population civile de 20 à 30 ans (394) (Morselli, ouvrage cité).

Dans l'*Autriche-Hongrie*, de 1851 à 1857, pour 82 suicides civils, on compte 444 suicides militaires, soit le rapport 100 : 643. Dans la période 1869-73, l'armée austro-hongroise a donné une mortalité par suicide de 0, 85,-0,87,-0,82,-0,88, et 0,81 pour 1,000 hommes de l'effectif, soit une moyenne de 866 pour un million, tandis que la population civile du même âge n'en a donné que 122.

(1) Sormani. *Studi di stat. sanitad. dell'esercito italiana, in Anno 1877*.

D'après un document officiel, cité par Legoyt, (1) le rapport des suicides militaires au total des décès militaires ramené à 100 serait en accroissement depuis 1873, comme l'indiquent les nombres ci-après :

Années	Total des décès	Suicides	Pour 100 décès
1873	13535	271	2.0
1874	11124	347	3.1
1875	9251	358	3.8
1876	8275	408	4.9

Dans l'armée *anglaise*, pendant la période de 1859 à 1866, la proportion moyenne des décès par suicide a été 0,29 pour 1,000 hommes. D'après un mémoire lu à la société statistique de Londres en 1874, par un ancien médecin militaire, le Dr Millar, on avait relevé, de 1862 à 1870, 663 suicides ou 0,379 pour 1,000 hommes d'effectif, et dans la population civile des mêmes âges de 20 à 45 ans, seulement 0,107, ou plus des 2/3 en moins. Pendant cette même période, la proportion des suicides a été régulièrement croissante : elle est passée de 0,278 pour 1,000 hommes à 0,40 (dans les cinq premières années, 0,315, dans les cinq dernières 0,443) ; en 1869, elle a même atteint 0,569. — Le suicide est facilité dans l'armée anglaise par son mode de recrutement particulier : l'engagement à vie, que le Dr Marschall qualifie à juste titre d'esclavage à vie *(life slavery)*.

L'éloignement de l'Europe augmente la tendance au suicide chez les troupes anglaises : Tandis que

(1) Legoyt. *Du suicide*, 1881.

dans le Royaume-Uni, la mortalité par suicide donne la proportion 0,339 pour 1,000 hommes, dans les possessions des Indes, elle s'élève à 0,468. Cet accroissement tient vraisemblablement à la nostalgie et à l'influence funeste du climat.

Quant à la fréquence du suicide par armes, les corps les plus maltraités sont : les corps départementaux 0.864, la cavalerie de ligne, 0.498 ; ces derniers résultats s'accordent avec ceux constatés en 1839, par Lever qui avait trouvé 1 suicide sur 1.274 hommes dans les dragons de la garde, (0.785). Viennent ensuite l'artillerie qui donne la proportion, 0.343 ; l'infanterie, 0.309 ; la garde à pied, 0.209 ; le génie, 0.178 ; et enfin la cavalerie de réserve, 0.164. Il est digne de remarque qu'en Angleterre comme en Prusse, c'est la cavalerie qui fournit le plus grand nombre de suicides.

Le Dr Millard confirme pour l'armée anglaise l'observation faite en France, de l'accroissement du suicide avec celui de la durée du service. Nous donnons, d'après Morselli (ouv. cité, page 375) le tableau comparatif de la mortalité de l'armée anglaise par suicide et par maladie, relativement à l'âge.

	SUICIDES Proportion p. 1000 hommes			MALADIES Proportion p. 1000 hommes		
	Mère patrie	Colonies	Indes	Mère patrie	Colonies	Indes
De 20 à 25 ans	0.20	0.21	0.13	5.85	8.57	15.92
De 25 à 30 ans	0.39	0.33	0.39	7.84	14.52	22.97
De 30 à 35 ans	0.51	0.45	0.84	13.61	16.15	31.06
De 35 à 40 ans	0.71	0.81	1.03	19.02	26.89	42.04

D'après M. Adolphe Wagner (*Die Gesetzmæssigkeit*, ets., Hambourg, 1864), pour 1.000 suicides civils de même âge, on aurait compté les nombres ci-après dans les armées des pays suivants :

Saxe (1847-58)......	177	Prusse (1849).....	293
Wurtemb.(1846-58)	192	Suisse (1851-55)...	423
France (1850-60) ..	253	Autriche (1851-57).	643

En *Italie,* le suicide militaire s'accroît chaque année, et renseignement remarquable, il est sensiblement plus fréquent parmi les officiers que parmi les soldats. On lit dans les journaux italiens du 12 août 1880 : « Les suicides et les cas d'aliénation mentale devenant de plus en plus nombreux dans l'armée italienne, le ministre de la guerre vient de charger une commission d'en rechercher les causes. »

Nous devons à l'obligeance de M. le professeur Sormani, de Pavie, les documents suivants, relatifs à la mortalité par suicide dans l'armée italienne.

De 1871 à 1875, sur une moyenne annuelle de 11.310 officiers, 32 se sont suicidés, ou 0,565 pour 1000 ; dans les troupes, 230 hommes ont péri de leurs mains, ou 0,276 pour 1000 ; enfin sur l'ensemble de l'effectif, sans distinction de grades, 262 pour un million, ont attenté à leurs jours.

Années	Décès par suicide	Prop. p. 1000 hommes de l'effectif
1874	40	0.21
1875	68	0.34
1876	82	0.43
1877	86	0.44

D'après l'arme, la mortalité par suicide rapportée à 1000 hommes d'effectif a été la suivante dans les deux années 1876 et 1877 :

	1876	1877
Grenadiers et infanterie de ligne.....	0.38	0.47
Bersaglieri (infanterie légère)........	0.36	0.33
Districts et volontaires d'un an.......	0.22	0.46
Bataillons des Alpes................	0.40	»
Bataillons d'instruction et écoles milit.	2.51	0.71
Moyenne pour les armes d'infanterie	0.40	0.45
Cavalerie.........................	0.11	0.32
Artillerie.........................	0.22	0.20
Génie............................	0.24	0.21
Gendarmerie......................	1.11	0.85
Invalides et vétérans...............	1.76	0.92
Troupes de santé..................	»	»
Compagn. de discipline et pénitenciers	0.43	»
Moyenne générale..................	0.43	0.44

Pendant les 3 années 1874-75-77, les suicides de l'armée italienne se sont reportés de la manière suivante pour chacune des divisions militaires du territoire.

	Décès p. suicide	Prop. p. 1000 hom.		Décès p. suicide	Prop. p. 1000 h.
Turin......	16	0.33	*Rome*......	9	0.25
Alexandrie..	13	0.31	*Sardaigne*..	3	0.33
Milan......	13	0.30	*Abruzzes*...	6	0.40
Vérone.....	14	0.27	*Pouilles*...	8	0.37
Padoue.....	8	0.27	*Naples*....	23	0.37
Bologne....	9	0.18	*Salerne*....	5	0.24
Gênes......	6	0.31	*Messine*...	9	0.33
Florence...	20	0.51	*Palerme*...	9	0.21
Ombrie.....	19	0.66			

Total des décès par suicide........ 190

Proportion moyenne par 1000 h.. 0.32

Relativement à l'influence des saisons, voici les documents qui nous ont été communiqués par le professeur Sormani pour les deux années 1876-77 :

	1876	1877
Janvier	0.02	0.04
Février	0.02	0.03
Mars	0.03	0.04
Avril	0.06	0.04
Mai	0.03	0.05
Juin	0.04	0.05
Juillet	0.04	0.05
Août	0.06	0.05
Septembre	0.03	0.04
Octobre	0.05	0.01
Novembre.....	0.02	0.01
Décembre	0.03	0.02
	0.43	0.44

Nous retrouvons là l'augmentation, signalée par tous les statisticiens, du suicide pendant la saison chaude ; les mois qui présentent la mortalité par suicide la plus élevée sont les mois de juin, juillet et août. En 1876, les mois d'avril et d'août occupent le premier rang.

D'après les proportions données plus haut l'intensité du suicide est presque *dix* fois plus grande en Italie, chez les militaires que dans la population civile totale ; elle est *quintuple* de celle des hommes, et enfin *quadruple* de celle des hommes de 20 à 30 ans (Morselli, ouv. cité).

En *Russie*, on a compté dans l'armée du Caucase une moyenne annuelle de 26,5 suicides pour un effectif moyen de 274,663 hommes ; c'est environ 95 pour un million, chiffre exceptionnellement bas, mais encore très supérieur à celui constaté pour l'ensemble de la population civile.

Du suicide des armées en campagne. — Il serait intéressant de savoir si le suicide augmente ou diminue dans les armées en campagne. Nous avons déjà mentionné ceux des soldats et officiers français en Egypte, et plus tard en Russie, à Waterloo et en Afrique. De nos jours un document officiel attribue au corps autrichien chargé d'occuper la Bosnie et l'Herzégovine en 1879, 27 suicides pour un effectif de 193,930 hommes, soit 136 pour un million, chiffre très inférieur à celui que nous avons constaté pour l'armée à l'intérieur (0,87 p. 1000). Mais ce document omet d'indiquer dans quel délai ces 27 suicides ont été perpétrés. S'ils l'ont été pendant la durée des obstacles que le corps d'occupation a rencontrés, c'est-à-dire pendant deux mois environ, ils ont été, en réalité, exceptionnellement nombreux (Legoyt).

Nous voudrions pouvoir parler de l'influence de la captivité sur la tendance au suicide chez les prisonniers de guerre. Mais il n'a été recueilli, ou du moins il n'a été publié jusqu'à ce jour, aucun document à ce sujet. Peut-être le gouvernement allemand pourrait-il nous édifier sur le rôle de la mort volontaire dans l'effroyable mortalité qui a décimé, au sein de ses casemates, les nombreuses victimes de nos désastres militaires de 1870-71. Bornons-nous à dire que, d'après des renseignements les plus dignes de foi, ce rôle a été considérable.

CHAPITRE IV

Des modes de perpétration du suicide dans l'armée française

L'étude des modes de perpétration du suicide est loin d'offrir le même intérêt que les chapitres précédents. En réalité, les trois faits dominants de l'enquête que nous poursuivons sont : le nombre d'abord, puis la tendance générale à l'augmentation ou à la diminution des suicides militaires et, si l'on pouvait les connaître exactement, les causes de ce double phénomène. Quant aux modes de destruction, leur indication ne jette aucune lumière sur l'important problème social que soulève la mort volontaire dans le milieu qui nous occupe. Qu'importe, en effet, que le soldat se donne la mort par tel ou tel moyen ? sera-t-on plus édifié sur les grosses questions qui se rattachent à la marche du fléau lorsqu'à l'aide des statistiques officielles nous aurons mis en lumière les divers moyens actuellement employés.

Toutefois, comme la statistique médicale de l'armée française enregistre soigneusement les modes de perpétration, et que l'exactitude de ce renseignement, par suite des facilités que présente sa constatation, ne laisse rien à désirer, nous leur consacrons un chapitre spécial.

En thèse générale, on peut dire que celui qui recourt au suicide cherche le moyen le plus sûr et le plus rapide, par conséquent le moins douloureux, de mettre fin à ses jours. Il veut, en effet, éviter avant tout, d'inutiles douleurs et prolonger le moins longtemps possible cette lutte suprême de la vie contre la mort qui s'appelle l'agonie. Or, il se trompe souvent sur les moyens de mourir promptement et sûrement, comme le prouvent les nombreuses tentatives restées infructueuses.

Ce serait ici le lieu de parler de ces tentatives dont le nombre augmente considérablement le chiffre des suicides. Malheureusement la statistique officielle ne nous fournit, à cet égard, que peu de renseignements ; aussi ne pouvons-nous donner que le rapport approché des suicides tentés à ceux ayant déterminé lamo rt.

Durant les 4 années 1862-65, les seules où l'on ait relevé les entrées aux hôpitaux militaires par suite de suicide, la statistique nous donne les chiffres suivants :

Suicidés entrés aux hôpitaux (1862-65)

	FRANCE				ALGÉRIE			
	Entrés	Décédés	Guéris	Prop. p. 100 des guéris aux entrés	Entrés	Décédés	Guéris	Prop. p. 100 des guéris aux entrés
Suicidé par arme à feu.....	78	10	57	73.07	10	6	4	40.00
— par arme blanche....	4	1	2	50.00	1	»	»	»
— par asphyxie......	2	»	2	100.00	6	3	2	33.33
— par submersion....	4	2	2	50.00	»	»	»	»
— par strang^{on} et pend.	8	5	3	37.50	2	»	2	100.00
— par empoisonnement	7	3	4	57.14	8	5	3	37.50
— par précipitation...	2	1	»	»	1	1		0.00
RÉSULTATS GÉNÉRAUX..	105	22	70	66.66	28	15	11	39.28

Il est facile de déduire, d'après ces données, le rapport des tentatives infructueuses aux cas mortels; il suffit de retrancher de la somme des cas mortels pour la même période (762, dont 615 pour l'armée de l'intérieur, et 147 pour celle d'Algérie) indiqués au tableau de la page 43, les décès des suicidés survenus aux hôpitaux, lesquels sont nécessairement compris dans le total précédent. On obtient les nombres 593 et 132, qui, augmentés des entrées aux hôpitaux (105 et 28) nous donnent le nombre réel des suicides tentés et commis (698 + 160 = 858) pendant les années 1862-65. Les cas non suivis de mort (tentatives) sont donc représentés par la différence (858 — 762), c'est-à-dire 96, soit 24 par an; sur les 858 suicides 762 seulement ont été suivis de mort, soit pour 100, 87,41. Ce dernier rapport est très différent de celui admis par les différents statisticiens, pour la population civile. D'après Brierre de Boismond, le nombre des suicides commis, en comprenant les tentatives, est presque le double de celui des suicides constatés. Il est à regretter que l'on n'ait pas maintenu dans la statistique médicale de l'armée cette distinction nosologique et qu'on confonde actuellement sous diverses rubriques les tentatives de suicide ayant nécessité l'entrée à l'hôpital.

Revenons à l'étude qui fait l'objet de ce chapitre.

Les individus qui se suicident accomplissent leur triste résolution à l'aide de moyens divers, dont le choix subit surtout la double influence du sexe et de la profession. Si les maniaques, les fébricitants et ceux que le désir des passions entraîne, ne choisissent ni l'instrument, ni le moyen de leur destruction, s'ils s'emparent de tout ce qui se présente à eux, il n'en est pas de même de ceux qui se tuent avec pleine conservation de leur raison ; ceux-ci délibèrent en général sur les divers genres de mort et adoptent celui qui s'accommode le mieux avec leurs habitudes et leur genre de vie.

De tous les moyens employés par les militaires, les *armes à feu* occupent le premier rang, tandis que, dans la population civile, elles sont au troisième : l'influence de la profession se montre donc ici de la façon la plus évidente. Les militaires ayant continuellement des armes à feu à leur disposition, il est naturel que les malheureux qui veulent en finir avec la vie aient recours à elles pour obtenir ce triste résultat. De plus, c'est souvent lorsqu'ils sont en faction ou en grand'garde, par conséquent lorsqu'ils sont éloignés de tout le monde et que rien ne vient les distraire de leurs sombres pensées, que les soldats exécutent leur funeste projet. Le tableau ci-dessous contient tous les suicides de notre armée depuis 1864 jusqu'en 1878, avec leurs différents modes de perpétration; sur un total de 2082 suicides, 1026 ont été accomplis par des armes à feu, ce qui donne 49,28, ou, en nombre rond, 50 o/o.

TABLEAU VII. — *Suicides de l'armée française (1864-78). — Modes de perpétration*

	1864	1865	1866	1867	1868	1689	1872	1873	1874	1875	1876	1877	1878	TOTAL	Proport pour 1[illegible] suicide
Suicides par arme à feu..	102	92	68	69	74	70	75	86	90	84	67	79	70	1026	49.2
id. par arme blanche	6	3	5	6	2	4	1	3	3	2	1	3	2	41	1.9
id. par submersion..	23	26	35	31	28	29	19	22	17	20	16	13	18	297	14.2
id. par strangulation	37	47	46	55	54	61	41	56	35	51	32	37	36	588	28.2
id. par asphyxie....	7	2	»	1	2	3	»	1	»	»	1	1	»	18	0.8
id. par empoisonnent	2	5	2	3	2	2	4	3	4	2	1	»	1	31	1.4
id. par précipitation..	4	9	5	12	8	7	4	7	5	7	4	1	4	77	3.6
id. écrasem. s. une locomotive	»	»	»	»	»	»	»	»	»	1	»	1	1	3	0.1
id. par inanition....	»	»	»	»	»	»	»	»	»	1	»	»	»	1	0.0
TOTAL.........	181	184	161	177	170	176	144	178	154	168	122	135	132	2082	99.9

Les armes employées sont le pistolet ou le fusil selon que les militaires appartiennent à la cavalerie ou à l'infanterie. Dans la grande majorité des cas, le lieu d'élection est la tête et c'est probablement à cette fréquence qu'est due la locution se *brûler* ou se *faire sauter la cervelle.*

Les désordres que produisent les suicides de cette variété et les circonstances dans lesquelles ils s'accomplissent présentent des particularités intéressantes que nous ne pouvons passer sous silence. Nous les empruntons au remarquable ouvrage de M. l'inspecteur Legouest, président du Conseil de santé des armées.

« Les hommes se suicident debout ou couchés, plus rarement assis. Lorsqu'ils se frappent debout, ils placent ordinairement le bout du canon sous le menton, renversent la tête en arrière et se manquent souvent ; le projectile, au lieu de pénétrer dans le crâne, traverse directement la face de haut en bas. Couchés, ils renversent moins la tête et atteignent mieux leur but. Ils échouent plus souvent avec le pistolet qu'avec le fusil : pour se servir de cette dernière arme, ils sont obligés de faire partir la détente avec le pied, par l'intermédiaire de la baguette ou d'un morceau de bois engagé entre la sous-garde et la gâchette ; ils inclinent alors moins fortement la tête en arrière, la fléchissent quelquefois en avant pour surveiller la manœuvre de la gâchette, et présentent la base du crâne plus directement au coup. Ceux qui mettent le canon de l'arme dans la bouche, se manquent encore quelquefois ; le délire, l'ivresse, la précipitation, la surprise ou l'impéritie dirigeant mal leur main.

« Lorsque le canon de l'arme est appliqué sur le crâne, perpendiculairement aux parois osseuses, le projectile pénètre dans la cavité encéphalique ; si la direction de l'arme est oblique à la surface des os, le projectile peut être dévié et, glissant sur les plans osseux, il s'échappe à l'extérieur ou se loge sous les téguments et dans les parties voisines.

« Tirés dans la bouche ou sous le menton, les coups de feu ne déterminent pas les mêmes désordres. Quand l'extrémité du canon est placée dans la bouche, le coup de feu agit en même temps par le projectile et par l'explosion de la poudre. Le projectile suivant directement sa marche, sort de la cavité buccale pour pénétrer dans le crâne ou s'échapper latéralement sur les côtés de la face et du cou. En pénétrant dans le crâne, il fait quelquefois éclater la boîte osseuse et déchire en même temps les téguments...

« Lorsque l'arme est tenue horizontalement et dirigée directement d'avant en arrière, la balle peut fracturer la colonne vertébrale. Si le projectile s'échappe latéralement, soit qu'il ait été mal dirigé, soit qu'il ait été dévié par les os ou par les dents, la blessure qu'il détermine peut n'être pas mortelle : il reste quelquefois dans la plaie et se loge dans les fosses temporales ou zygomatiques, dans les parois de l'arrière-bouche ou dans la profondeur du cou. Il est même arrivé qu'une balle restée libre dans la cavité buccale a été crachée immédiatement par le blessé.

« Les lèvres, les joues, le voile du palais et la langue sont déchirés dans une étendue plus ou moins considérable par la dilatation des gaz résultant de la déflagration de la poudre ; le maxillaire inférieur présente souvent des fractures multiples, mais n'éprouve généralement pas de pertes de substance. Une hémorrhagie peut survenir par la lésion de la carotide interne et des divisions de la carotide externe.

« Les coups de fusil, et surtout les coups de pistolet tirés sous le menton, sont de tous les coups de feu ceux qui manquent le plus souvent leur but, tout en donnant lieu aux plus graves mutilations. Dans ce mode de suicide, les sujets renversent fortement la tête ; la base du crâne est alors située sur un plan à peu près parallèle à celui de la partie antérieure de la colonne rachidienne cervicale, la boîte crânienne et l'encéphale se trouvent reportés en arrière, tandis que la face, dirigée en haut et en avant, reste seule sur le trajet du projectile. Les sujets courent d'autant plus le risque de se manquer, que, tenant verticalement l'arme sous le menton, ils inclinent davantage la tête en arrière et avancent la partie inférieure de la face.

« Suivant que le canon de l'arme est maintenu à petite distance du plancher inférieur de la bouche ou qu'il est immédiatement appliqué sur les parties, le coup de feu détermine des désordres plus ou moins étendus. Dans le premier cas, le plancher de la bouche et la langue sont habituellement perforés simplement et directement. Dans le second, au contraire, non seulement ces parties sont dilacérées dans une plus ou moins grande étendue, mais encore le maxillaire inférieur est fracturé, fracassé et emporté dans la majeure partie de son corps, en même temps que la lèvre inférieure est divisée, déchirée et a subi une perte de substance parfois considérable.

« L'action du coup de feu peut se borner à la mâchoire inférieure et aux téguments qui la recouvrent, au plancher de la bouche et à la langue ; mais en général, le projectile, continuant son trajet, vient sortir en un point plus ou moins élevé de la région faciale supérieure, selon que la tête est fortement ou faiblement renversée, et il s'écarte plus ou moins de la ligne médiane, selon la direction donnée à l'arme..... » (1).

Nous avons à signaler une autre particularité relative au suicide par armes à feu. Lorsque le suicidé se tire un coup de pistolet dans la région du cœur, l'arme étant souvent dirigée obliquement en bas et à gauche, par rapport à la paroi thoracique, il arrive assez fréquemment que la balle n'atteint pas le cœur. Elle peut alors, en passant entre celui-ci et les parties sus-jacentes, sortir au dehors ou aller se loger dans l'hypocondre gauche. MM. les professeurs Lacassagne et Paulet en ont observé plusieurs exemples, un entre autres, qui s'est présenté, l'an passé, à la caserne Bissuel (Lyon). C'était un cantinier qui, après avoir tiré un coup de revolver sur sa femme, se décharge sur lui-même les cinq autres coups de son arme. Pénétrant dans les 5e et 6e espaces intercostaux du côté gauche, au niveau de la ligne mamelonnaire, les balles avaient passé en avant du cœur, traversé le diaphragme et étaient venues se loger dans le rein gauche et les tissus du voisinage. Ces faits expliquent pourquoi, dans ces cas,

(1) Legouest. *Traité de chirurgie d'armée*, page 289 et ss.

l'homme non-seulement ne succombe pas immédiatement, mais peut même survivre à sa blessure.

Après les armes à feu, viennent par ordre de fréquence la *pendaison* et la *strangulation*; sur 100 suicides 28,24 sont dus à ces deux moyens. Bien que les suicides par strangulation et par pendaison soient confondus à tort dans la statistique officielle en une même catégorie, on peut affirmer que la pendaison est de beaucoup plus employée que la strangulation, moyen plus barbare qui nécessite de la part de l'individu une force de volonté extraordinaire. On peut même dire que la strangulation est excessivement rare : un cas accidentel dans le *Recueil de médecine militaire.*

La *submersion*, qui occupe le premier rang dans les suicides civils, n'arrive qu'au 3e dans l'armée française. Les conditions géographiques des diverses garnisons ont sur ce mode de suicide une influence incontestable. Il n'existe pas ou est peu fréquent dans les localités qui n'ont pas de cours d'eau, ou qui n'ont que des cours d'eau d'une profondeur insuffisante pour provoquer l'asphyxie par submersion.

Remarquons cependant que les cours d'eau ou les canaux ne sont nullement nécessaires à l'homme qui veut se noyer : le suicide par submersion peut se produire, en effet, dans tous les endroits où se trouvent des réservoirs d'eau. Ainsi, l'an dernier, à la caserne de la Part-Dieu, à Lyon, un cuirassier s'est noyé volontairement dans l'abreuvoir des chevaux.

Les suicides par *précipitation* sont relativement assez nombreux (3, 69 p. 100); mais n'a-t-on pas rangé dans cette catégorie un certain nombre de décès dus à des accidents? Dans un travail de M. Legoyt où sont relevés les suicides commis en France pendant une période de trente années, la précipitation n'occupe que le 6e rang.

Les *armes blanches* sont choisies très-rarement (1, 97 p. 100). On s'explique cet abandon par la crainte de ne pas réussir du premier coup et par celle de la douleur provoquée par l'action d'un instrument tranchant ou piquant sur nos tissus. Les principales armes employées sont : la baïonnette, le sabre, l'épée et les différentes variétés d'instruments piquants et tranchants comme le rasoir, le couteau, etc. Tantôt le sabre ou l'épée est plongée dans la région du cœur ou dans l'abdomen, tantôt le militaire s'ouvre un vaisseau important, tantôt il se tranche incomplètement le cou ou se mutile les parties génitales, comme le prouve le fait suivant rapporté par M. Sonrier, ancien médecin principal, dans le *Recueil de Mémoires de médecine et de chirurgie militaires* : « Un sergent, médaillé pour ses bons services, n'ayant jamais fait d'excès alcooliques, le type du vieux mais du bon soldat, c'est-à-dire, la discipline incarnée, l'obéissance passive, esclave du devoir, et de plus, très susceptible au point de vue de l'honneur militaire, est, depuis quelque temps, devenu triste et taciturne et évite de partager les plaisirs de ses camarades. Il voit venir avec regret la fin de sa carrière. Admonesté par son sergent-major au sujet d'une dette qui doit être réclamée au colonel du régiment, il a été si profondément affecté de cette nouvelle qu'il pleure comme un enfant et se résout d'en finir avec la vie. Longtemps il hésite pour accomplir sa funeste résolution, enfin il arme sa main égarée d'un couteau de poche et cherche la mort dans l'organe même de la vie. D'un seul coup il se fait une double amputation : la verge est coupée au ras du pubis ainsi que les testicules, dont les enveloppes flottent sur cette plaie. » Ajoutons que malgré cette terrible mutilation, le soldat guérit.

L'*empoisonnement* est aussi rare chez les militaires que chez les civils; cela tient sans aucun doute aux difficultés de se procurer la substance toxique. Nous ne possédons aucun renseignement sur les principaux poisons employés par les militaires.

L'*asphyxie par le charbon* est également très-peu fréquente chez nos soldats. Il est facile d'expliquer ce fait par le manque de local et des moyens nécessaires à ce genre de mort.

Depuis 1862, un seul cas de suicide par *inanition* a été signalé dans l'armée française. Dans sa statistique des suicides de France pour la période 1834-43 Trébuchet n'en a également cité qu'un cas.

Signalons encore un genre de mort qui a fait déjà 3 victimes dans notre armée: la *projection sous un train* de chemin de fer. Depuis l'ouverture du réseau ferré européen, le nombre des écrasés volontairement par des trains en marche, s'accroît avec l'extension de ce réseau. L'armée française n'est pas la seule qui ait à enregistrer ce mode de suicide; l'armée italienne

(1) Recueil de *Mémoires médecine et de chirurgie millitaires* IIe série, tome 23.

en compte 1 cas en 1876 et 2 en 1877 sur 82 suicides dans la première année et 86 dans la seconde (Sormani) (1).

Les *saisons* semblent avoir une influence sur le choix des moyens de perpétration du suicide. En rapportant à 100, nous trouvons les proportions suivantes pour chacun des moyen employés, pour chaque trimestre.

	1r Trimestre		2e Trimestre		3e Trimestre		4e Trimestre	
	Nombre de décès	Propor. pour 100 suicidés	Nombre de décès	Proport. pour 100 suicidés	Nombre de décès	Proport. pour 100 suicides	Nombre de décès	Proport. pour 100 suicidés
Suicide par arme à feu....	181	49.32	233	47.74	169	44.70	138	51.30
— arme blanche...	4	1.09	13	2.61	9	2.38	5	1.85
— submersion.....	65	17.71	76	15.57	60	15.87	24	8.92
— strangul. pendaison	102	27.79	139	28.40	103	27.25	85	31.59
— asphyxie p. le char.	2	0.54	3	0.61	6	1.58	2	0.74
— empoisonnement..	3	0.81	6	1.23	9	2.38	4	1.48
— précipitation....	10	2.72	18	3.68	22	5.82	11	4.08
	367	99.98	488	99.97	378	99.98	269	99.96

Les suicides par armes à feu ont leur maximum de fréquence pendant le 4e trimestre, puis diminuent successivement pendant le premier et le second pour atteindre leur minimum dans le 3e. C'est également dans le 4e trimestre que les suicides par strangulation et par pendaison sont plus fréquents; mais leur

(1) Pendant les deux années 1876-77 les divers modes de suicide employés dans l'armée d'Italie ont été par ordre décroissant : les armes à feu (82,14 pour 100), la précipitation (7,14), la pendaison (3,57), la submersion (2,38), les instruments tranchants et l'écrasement par le chemin de fer (1,78), l'asphyxie par le charbon et l'empoisonnement (0,59).

décroissance n'est pas régulière : on trouve un second maximum pendant le 2e trimestre et deux minima, un dans le 1er et un autre plus marqué dans le 3e. Les suicides par submersion présentent un maximum dans le 1er trimestre ; ils deviennent plus rares dans les deux suivants, puis atteignent un minimum très prononcé dans le 4e. Les suicides par arme blanche présentent une marche décroissante presque régulière dont le maximum se trouve au 2e trimestre et le minimum au 1er. Les suicides par asphyxie, par empoisonnement et par précipitation présentent une marche identique : maximum dans le 3e trimestre et minimum dans le 1er.

CHAPITRE V

Des causes du suicide dans l'armée

Avant d'énumérer les différentes influences qui portent le soldat à se détruire, il est une remarque importante à faire : c'est que, pour bien comprendre la genèse du suicide, il ne faut pas s'attacher à une cause exclusive, mais à des groupes de causes. Le plus souvent, en effet, le suicide n'est pas amené brusquement, il est préparé de longue main par une élaboration successive d'influences qui remontent quelquefois à plusieurs générations ; ces influences elles-mêmes sont empruntées aux éléments constitutifs de l'homme ou au milieu environnant ; enfin le suicide est surtout entretenu et activé par les éléments morbides qui, s'ajoutant les uns aux autres, n'attendent plus qu'une dernière impulsion pour produire la catastrophe. Ce serait cependant tomber dans une grave erreur que de croire qu'il en est toujours ainsi. La sensibilité qu'on apprécie et qu'on ne mesure pas, dont les degrés sont aussi variables que les figures et les caractères, peut être subitement mise en jeu par une seule cause, et le meurtre de soi-même est alors la conséquence d'un chagrin ou d'un accident physique, sans qu'il y ait d'incitation bien évidente dans les antécédents.

Les causes du suicide dans l'armée sont aussi nombreuses que variées : les unes, générales, extrinsèques au service, sont communes aux civils et aux militaires ; les autres sont propres à la profession militaire ou du moins se développent surtout dans cette profession et y acquièrent le summum de leur influence.

Nous laisserons donc de côté les causes inhérentes à la nature humaine, à notre civilisation et à notre caractère national, pour ne nous occuper que de celles qui appartiennent en propre au métier militaire. Cependant, il est trois causes générales, prédisposantes, sur lesquelles nous devons dire quelques mots : l'*âge*, *les saisons* et le *célibat*.

Age. — Nous avons montré dans un des chapitres précédents l'influence considérable de l'âge sur la tendance au suicide. Nous avons vu que l'accroissement du suicide, dans l'armée comme dans le civil, s'élevait avec les années. Cette augmentation régulière avec l'âge du nombre des suicides relègue au rang des erreurs les assertions des poètes et des romanciers, qui ont avancé qu'à mesure que le vieillard s'avance vers le tombeau il paraît s'attacher davantage à l'existence.

Saisons. — L'influence des saisons est aussi évidente que celle de l'âge. Les nombreux statisticiens qui ont fait des recherches sur le suicide sont unanimes à proclamer l'influence de la belle saison sur la tendance à se détruire : les mois où il se commet le plus de suicides sont les plus beaux, les plus chauds et les plus longs de l'année. Nos recherches personnelles sur le suicide dans l'armée française nous font admettre la même conclusion. Pendant la période 1864-74, les suicides de notre armée se répartissent de la manière suivante pour chacun des quatre trimestres :

1er Trimestre	2e Trimestre	3e Trimestre	4e Trimestre
367	488	378	269

Le second trimestre (avril, mai, juin) tient le premier rang ; le troisième vient ensuite, puis le premier et enfin le quatrième.

Relativement à la fréquence par mois, nous trouvons pour les quatre années 1875-78 :

ANNÉES	Janvier	Février	Mars	Avril	Mai	Juin	Juillet	Août	Septembre	Octobre	Novembre	Décembre
1875.......	0.042	0.019	0.039	0.027	0.043	0.034	0.054	0.031	0.036	0.025	0.015	0.028
1876.......	0.032	0.017	0.023	0.024	0.021	0.031	0.033	0.019	0.016	0.018	0.016	0.019
1877.......	0.021	0.012	0.023	0.029	0.028	0.031	0.027	0.036	0.027	0.019	0.015	0.020
1878.......	0.026	0.012	0.026	0.022	0.023	0.016	0.041	0.033	0.011	0.024	0.018	0.017
moyenne mensuelle	0.030	0.016	0.027	0.025	0.029	0.028	0.039	0.029	0.022	0.019	0.016	0.021

Le tableau précédent nous montre deux maxima : l'un en juillet et l'autre en janvier suivis de deux minima en novembre et en février. Cette recrudescence de janvier, signalée par les diverses statistiques, est subite, en ce sens qu'on passe presque sans transition du minimum en novembre (0,016) à un chiffre très élevé en janvier (0,030). Il est évident qu'ici l'influence de la température disparaît derrière les facteurs d'une autre nature.

La statistique donne ici, comme pour le suicide d'après l'âge, un nouveau démenti aux prévisions en apparence les plus autorisées. De même qu'il était généralement admis que, plus l'homme touche au terme de la vie et plus il s'y rattache, on pouvait également croire que le suicide devait être plus fréquent dans les brumeuses et sombres journées d'automne et d'hiver que dans les chaudes et bienfaisantes effluves d'un soleil de printemps ou d'été. Or, nous venons de voir qu'il n'en est rien. « Il y a donc lieu de penser qu'à l'élévation progressive de la température correspond une sorte de surexcitation cérébrale, de travail extraordinaire de l'esprit, comme une fièvre intellectuelle, qui conduisent aux résolutions suprêmes (Legoyt : ouv. cité). » D'après Mayer cet accroissement du suicide pendant la belle saison serait le résultat du contraste pénible entre la nature qui s'éveille à une nouvelle vie et la situation particulière qui fait songer au suicide. La même circonstance nous rend compte aussi du plus grand nombre des admissions aux asiles d'aliénés pendant les mois de mai, juin et juillet.

Toutefois, il importe de faire quelques réserves sur l'intensité de l'action de la chaleur relativement au suicide. Il n'est pas douteux que certaines maladies qui se développent surtout dans la belle saison, comme l'aliénation mentale, en général, comme la pellagre en Italie, ont, indépendamment de la température, une forte part dans la marche croissante du suicide.

Célibat. — On sait que MM. Bertillon et Legoyt ont montré l'influence bienfaisante du mariage sur la mortalité générale. Cette influence de l'association conjugale, du milieu familial, est si prononcée et si constante que depuis trente ans que cette recherche est possible, la criminalité annuelle des célibataires, soit contre les propriétés, soit contre les personnes, soit contre eux-mêmes, s'est montrée double de ce qu'elle est chez le groupe des époux. Pour les hommes, ce sont les veufs qui se tuent le plus, les célibataires viennent immédiatement après. Si on compare les mariés suicidés aux célibataires suicidés, on trouve que les deux chiffres dépassent également la moyenne et il semble que les résultats sont égaux, mais il faut tenir compte de ce que dans la catégorie des célibataires suicidés il y a surtout des jeunes, par exemple de 18 à 32 ; alors que dans la catégorie des suicidés mariés, ils ont dépassé la trentaine et tendent à se composer de plus en plus de gens âgés. Or le suicide croissant avec l'âge, puisque nous trouvons un résultat égal, il y a moins de suicides parmi les gens mariés ; ce qui montre que la vie matrimoniale diminue la tendance au suicide.

Parmi les nombreux arguments en faveur de la famille, celui-ci mérite de bien fixer l'attention ; nul doute que l'influence du mariage ne fût autrement prépondérante, si les considérations qui servent de base à cette institution n'étaient exclusivement prises dans les intérêts matériels.

M. Bertillon a fait voir encore (1) que ce n'est pas seulement la présence de l'épouse qui retient nos mauvais penchants soit contre le crime, soit contre le suicide ; celle des enfants n'agit pas moins énergiquement. Il a trouvé que par million de chaque catégorie, on compte annuellement pour les deux sexes pris ensemble 175 accusés de crimes et 134 suicides parmi les époux sans enfants et seulement 109 accusés et 125 suicides chez les époux ayant des enfants. Ce résultat intéressant nous montre avec la dernière évidence que *plus la famille est complète plus elle est préservatrice* (Bertillon).

Le plus grand nombre des soldats étant célibataires, on comprend donc que, chez eux, en ne tenant compte que de cette seule influence, la tendance au suicide doit être plus prononcée que chez les civils de même âge dont le plus grand nombre sont mariés.

Ces déductions paraissent, dès l'abord, en contradiction avec les moyennes annuelles que nous avons données page 43, des suicides dans l'armée française. En effet, en prenant pour types des corps renfermant le plus d'hommes mariés, la gendarmerie et les corps spéciaux de la ville de Paris (gendarmerie de la Seine, garde républicaine, sapeurs-pompiers), nous trouvons pour chacun d'entre eux les moyennes suivantes :

(1) Art. *Mésologie* du Dic. encyclopédique des sciences médicales.

	Moyenne annuelle	Moyenne annuelle de l'armée
Corps spéciaux de la ville de Paris (1862-78).	0.57	0.41
Gendarmerie nationale (1873).............	0.57	0.37

Mais cette contradiction n'est qu'apparente, car les résultats précédents peuvent s'expliquer en tenant compte de la seule influence de l'âge. Presque exclusivement composés de vieux soldats, les corps en question doivent, par ce fait seul, fournir un grand nombre de suicides. En comparant la proportion des suicides des différents corps que nous étudions à celle des anciennes compagnies de vétérans qui ne contenaient que de rares hommes mariés, nous voyons se montrer l'influence funeste du célibat ; chez ces derniers, en effet, elle a atteint le chiffre exceptionnellement élevé de 2,86 pour 1000. Si d'autre part nous comparons la proportion des suicides chez les soldats âgés de plus de trente ans, abstraction faite du corps dont ils font partie, et celle de la gendarmerie et des corps spéciaux de Paris (dont l'âge moyen dépasse trente ans), nous trouvons, en nous rapportant au tableau de la page 54, la proportion 0,76 p. 1000 pour les premiers ; chiffre bien supérieur à celui de 0,57 représentant la mortalité par suicide des corps qui comptent le plus d'hommes mariés.

Causes inhérentes à la profession militaire

On peut les diviser en causes *morales*, *physiques* et *mixtes*. Nous allons passer en revue les principales en suivant l'ordre chronologique d'après lequel elles se montrent chez le soldat.

Dégoût du service militaire, — difficulté d'acclimatement, — rigueur de la discipline, — telles sont les premières causes qui poussent au suicide les jeunes conscrits récemment incorporés. D'après les comptes-rendus de la Justice criminelle, ce groupe étiologique donne une moyenne annuelle de 13 suicides.

Il n'y a pas, en général, de changement professionnel entraînant une modification aussi considérable dans la vie des individus que leur incorporation à l'armée. Non pas que cette incorporation leur impose une somme plus considérable, soit de fatigues, soit d'activité physique ; un individu, élevé dans une profession libérale, trouvera certainement bien moins rude le métier de soldat que celui de maçon ou de portefaix. Mais il y a autre chose que le changement de métier à subir, quand on devient soldat ; il faut rompre non-seulement avec les aptitudes professionnelles qu'on s'est faites, mais rompre surtout avec les habitudes de famille et de milieu auxquelles s'étaient formés le corps et l'esprit. Un fait saillant et inévitable de l'existence du soldat c'est le passage brusque, instantané, au physique comme au moral, d'une situation à une autre, c'est la rupture fréquente, parfois brutale, des habitudes contractées (L. Colin). « Le premier aspect de la carrière des armes, a dit Garreau, c'est la vie de garnison, le casernement, le souvenir du clocher, l'air mesuré et en commun, toutes choses en contradiction avec la vie libre des champs. Le second aspect, c'est la vie des camps, les marches, les fatigues, les privations, les changements de climat et les émotions de la guerre. »

Chaque année un certain nombre de jeunes soldats, ne pouvant se faire à ce genre de vie tout nouveau pour eux, cherchent dans la mort ou la désertion le moyen d'abréger leurs souffrances. D'autres fois, ce sont des jeunes gens, instruits et bien élevés, qui ne pouvant supporter leur infériorité hiérarchique vis-à-vis de caporaux et de sous-officiers sans éducation et sans instruction, vengent leur amour-propre, chaque jour humilié et blessé, en se faisant sauter la cervelle : c'est souvent à l'occasion d'une punition qu'ils prennent cette funeste détermination.

La discipline sévère de l'armée est, à tous les âges de la vie militaire, le continuel écueil du soldat. Quand on songe aux fréquentes occasions qu'il a de se faire punir, on ne peut s'étonner du petit nombre qui finissent leur congé et quittent le régiment avec un livret, vierge de toute punition. La plupart des fautes sont plus graves dans l'armée qu'ailleurs, beaucoup ne le sont que là ; de plus, les punitions infligées sont souvent en disproportion flagrante avec les actes. Un sous-officier punit un soldat, le capitaine double la punition ; le colonel l'augmente encore ; la punition qui portait d'abord quatre jours de consigne, en porte bientôt vingt et plus ; souvent même la prison vient remplacer la consigne. On s'explique facilement la funeste influence que ce dangereux système peut avoir sur la fréquence du suicide dans l'armée. Combien n'a-t-on pas vu de militaires, pendant qu'ils subissaient la peine qu'une faute légère leur avait valu, recourir au suicide et se donner la mort, le règlement leur enlevant le droit de se plaindre !

La discipline est certainement une des principales conditions d'existence et de force d'une bonne armée. Mais elle ne doit pas être remplacée par l'arbitraire, et tout chef doit être soucieux de conserver, en même temps que son prestige sur eux, la sympathie des hommes placés sous son commandement. Il doit parfois savoir transiger avec le règlement et tenir compte, quand il punit ou voit punir, de la gravité de la faute ainsi que des habitudes et de la moralité de celui qui a failli. Disons-le d'ailleurs, cette sévérité outrée a coûté la vie à plus d'un chef. Combien de fois, en effet, n'est-il pas arrivé que le suicide d'un soldat fût le triste dénouement d'un drame dont le meurtre d'un sous-officier ou d'un officier détesté avait été le prologue ? C'est en temps de guerre surtout, pendant la chaleur du combat, que la vengeance trouve l'occasion de se montrer. Malheur à celui qui en est l'objet ! souvent une balle lui est réservée. Hélas ! combien sont tombés, sur le champ de bataille, frappés des balles de leurs propres soldats !

Nostalgie. — Une cause de suicide qui, de nos jours, a perdu beaucoup de son influence, mais qui faisait autrefois de nombreuses victimes dans l'armée, a été signalée par tous les auteurs. Nous voulons parler de la *nostalgie* ou *mal du pays*, c'est-à-dire, ce regret exagéré que cause l'éloignement des milieux dans lesquels on a vécu, avec le désir irrésistible d'y retourner. C'est surtout sur les jeunes recrues que la nostalgie se fait sentir. Si l'on songe que la conscription enlève le jeune homme en pleine croissance du milieu où il a été élevé pour le jeter brusquement de la vie de famille dans la vie militaire, pour lui faire, sans transition, un changement de climat, de nourriture, d'habitudes et même de vêtements, on ne peut être surpris de la fréquence de la nostalgie chez les jeunes soldats. Le conscrit quitte le foyer domestique en automne, « cette saison attristante des brumes et de la chute des feuilles » ; aussitôt installé au régiment, on le conduit à l'exercice, on le plaisante, on le brusque. Toutes les habitudes paisibles de la vie de famille font place subitement à un apprentissage dur et pénible qui ne tarde pas à réveiller les regrets du foyer. La vie libre d'autrefois est mise sans cesse en parallèle avec les exigences du présent.

Cette maladie morale frappe inégalement les différents corps de l'armée. Le fantassin, oisif pendant une partie de la journée, est plus enclin à la nostalgie que le cavalier distrait par ses occupations multiples et plus variées. Les jeunes soldats recrutés dans la capitale et dans les grandes villes, par cela même plus habitués aux tourments et aux déceptions de la vie, résistent mieux au mal du pays que les campagnards naïfs, au cœur vierge d'impressions pénibles. En France, chaque province fournit d'autant plus de nostalgiques que l'instruction et les voies de communications y sont moins répandues. Parmi toutes, la Bretagne tient le premier rang.

Quelquefois la nostalgie est devenue épidémique parmi les jeunes gens d'un même département incorporés dans le même régiment. Il en a été ainsi surtout pendant les guerres de la Révolution, alors que les levées en masse enrôlaient dans la même demi-brigade tous les jeunes gens d'une même province. La loi de 1832 sur le recrutement, en confondant dans un même régiment des conscrits pris dans tous les départements, a rendu plus rare, on pourrait dire a supprimé ces épidémies de nostalgie, véritable contagion morale, fruit d'un échange mutuel de regrets et de souvenirs portant sur les mêmes objets. C'est surtout en temps de guerre, lorsque aux revers et aux désastres viennent se joindre, sous des climats nouveaux et lointains, les privations et les maladies, que la nostalgie éclate épidémiquement parmi les soldats et alors les nouveaux venus ne sont pas les seuls à en souffrir. « On a vu des soldats, anciens de service et pleins de bravoure, tomber dans une nostalgie profonde et se donner la mort pendant que la peste ravageait nos vieilles bandes d'Egypte après la prise de Saint-Jean-d'Acre. En l'an 11, le mal du pays s'est déclaré chez les Bretons de l'armée de la Moselle décimée par la dyssenterie ; en 1812, dans l'armée de Pologne éprouvée par le froid et les privations » (Larrey).

Tout ce qui rappelle, à un moment donné, les lieux où s'est écoulée l'enfance et le bonheur qu'on y a goûté, est capable de la faire éclater subitement chez les sujets prédisposés. Tous les auteurs qui ont écrit sur la nostalgie n'ont pas manqué de citer l'effet du *Ranz des vaches* sur les soldats suisses au service de la France, si bien qu'on dût interdire cet air dans les régiments, tant il leur inspirait le désir de retourner dans leurs montagnes. Les chants des Bretons, ceux des montagnards de la Carniole, les calcades écossaises, exercent une influence analogue sur les enfants de ces différents pays en leur rappelant leur jeunesse ou leurs plaisirs d'autrefois. Ce désespoir d'être séparé des lieux témoins de leur enfance, le désir violent de les revoir ont porté plus d'une fois les soldats suisses et écossais à la désertion ou au suicide.

Le suicide du nostalgique n'est pas, d'après Haspel (1), le résultat d'une impulsion maniaque irrésistible, c'est un acte conscient, réfléchi, accompli de propos délibéré et avec l'intégrité des fonctions intellectuelles. Ajoutons avec M. le professeur L. Colin, que les nostomanes seraient de tous les mélancoliques ceux qui ont le plus de tendance à se détruire, dès que leur état mental prend le caractère morbide.

Chagrins en général. — Contrariétés. — Chagrins de famille. — Les causes de cette catégorie sont très variées. On a vu des soldats se suicider par le regret qu'ils éprouvaient de voir leurs camarades retourner au pays et de ne pouvoir les suivre; d'autres, parce qu'ils étaient obligés de rejoindre leur régiment ou parce qu'ils n'avaient pu obtenir le congé sollicité par eux.

Un garde municipal, auquel son brigadier n'avait pas permis de descendre de cheval pour satisfaire un besoin, rentre à la caserne exaspéré et dit à ses camarades : « Est-ce que je serai toujours soldat ? »

(1) Haspel. — *De la nostalgie*, ouvrage récompensé par l'Académie de Médecine de Paris, 1875.

Quelques minutes après, on entend une détonation; il venait de se faire sauter la cervelle.

Quelquefois c'est un motif de vengeance qui est le mobile du suicide. Un musicien met fin à ses jours par suite de contrariétés violentes avec son chef : « C'est sa conduite à mon égard, dit-il, qui est la cause de cet accident fatal; si je n'avais pas été en retard de dix minutes, il aurait eu son affaire, comme je me fais la mienne. »

La mort de personnes aimées, d'un père, d'une mère, ou la honte et la douleur que causent leurs mauvaises actions, ont souvent poussé les militaires à se détruire. D'autre fois c'est l'introduction dans la famille d'étrangers dont l'arrivée est souvent le signal de dissensions intestines. Un soldat se suicide quand on lui annonce la ruine de sa famille ; un autre, quand il apprend le mariage de son père. Avant l'abrogation de la loi du remplacement, on a vu de jeunes conscrits se donner la mort en arrivant au corps, parce qu'une marâtre les avait empêchés de jouir du privilège que cette loi donnait à la fortune.

Des jeunes gens se sont donné la mort parce que les peines infligées à leurs parents leur causaient un chagrin continuel et que le préjugé en faisait rejaillir la honte sur eux. Nous avons déjà parlé du suicide, commis dans ces conditions, du fils du général de Cubières. L'*Emancipation* de Bruxelles a donné sur ce fait les détails suivants :

« Ce jeune homme était, parmi les officiers de son corps, l'un des plus honorables, des plus distingués et des plus courageux. Malheureusement il portait un nom que la justice a atteint et que l'opinion publique a frappé. Son père faillit un jour et fut condamné, trop sévèrement peut-être, dans une circonstance où il n'était pas le principal coupable.

« Malgré ses prétentions à des sentiments dégagés des anciennes préventions et des anciens préjugés, le monde est ainsi fait, il n'oublie jamais la flétrissure attachée à un nom propre.

« Aussi, à partir de cette époque, les rapports de l'officier avec ses camarades devinrent-ils gênés et difficiles ; deux duels s'en suivirent. Cependant plusieurs années s'étaient écoulées, et il pouvait espérer enfin n'avoir plus à protéger son honneur contre une faute qui n'était pas la sienne, lorsque dernièrement, au milieu d'une discussion assez vive, il reçut encore en face l'affront d'une allusion directe et brutale. Nouvelle provocation et nouveau combat pour le lendemain. Cette fois, les chefs et les officiers de son corps se sentirent révoltés de tant d'injustice ; ils intervinrent auprès de l'offenseur et exigèrent de lui qu'il rétractât son outrage. Les excuses furent complètes, sincères et courageuses. Notre jeune officier les accepta en présence de son colonel et de ses camarades réunis ; rentré chez lui, deux heures après, il se faisait sauter la cervelle. »

Point d'honneur. — Arrêt d'avancement. — La fierté et la susceptibilité morale qui sont le propre des vieux soldats, les poussent souvent à tourner contre eux-mêmes leurs mains armées, l'inflexibilité de la discipline mettant sans cesse un obstacle à leur vengeance. Nous avons relevé dans les *Comptes-rendus de la Justice criminelle* plusieurs suicides de ce genre dont le point d'honneur exagéré avait été le seul mobile. Qu'y a-t-il, en effet, de plus humiliant pour le vieux soldat qui a assisté à plusieurs batailles, qui a conquis, par sa bravoure, les récompenses dévolues au courage, que d'être insulté publiquement et quelquefois même battu devant ses camarades ? Lui qui n'a pas tremblé devant l'ennemi, il aime mieux venger sur lui-même la blessure faite à son cœur de soldat que de passer pour un assassin ou pour un lâche.

Souvent aussi le suicide a pour motif un arrêt dans l'avancement. Que cet arrêt soit motivé par l'inconduite, qu'il tienne à l'insuffisance de l'instruction, soit enfin que le militaire ait dépassé la limite d'âge réglementaire, l'orgueil personnel non satisfait crie à l'injustice et fait naître des idées noires qui fréquemment conduisent au suicide.

Une autre cause qui a une grande analogie avec la précédente, c'est la perte de l'espoir d'être un jour décoré. On a vu également, dans l'armée, des hommes mettre fin à leurs jours en voyant décorer de leurs camarades, tandis qu'eux-mêmes, qui avaient mieux mérité de la patrie, n'avaient obtenu aucune récompense.

Craintes de poursuites disciplinaires. — Punitions. — Retrait d'emploi. — Inconduite et libertinage. — Ce groupe de causes est, sans contredit, un de ceux qui, dans l'armée, produisent annuellement le plus de suicides. La crainte des poursuites disciplinaires, seule, donne, d'après les *Comptes-rendus de la Justice criminelle*, la moyenne annuelle de 16 suicides militaires sur un total variant de 120 à 240 par année.

La condamnation à une peine, quelquefois trop sévère, entraînant la prison, la dégradation et le déshonneur ; le repentir de sa faute et la perspective d'un avenir compromis, sont autant de motifs suffisants pour déterminer le militaire à mettre fin à ses jours. Quelle honte, en effet, pour l'homme gradé, de se voir enlever ses galons ou ses épaulettes, qu'il avait gagnés par son travail et ses bons services ? Ce n'est pas seulement son grade, c'est son avenir qu'il a perdu, et le voilà au rang des simples soldats, soumis aux gardes et aux corvées, souvent contraint d'obéir à ceux-là même que jadis il commandait. On s'explique que, dans une telle situation, celui qui possède encore quelques nobles sentiments préfère se donner la mort que de subir une pareille humiliation. Il peut être escroc, voleur, assassin même, mais lâche, jamais : à ses yeux, le suicide est un moyen de réhabilitation.

L'inconduite et la débauche, par les punitions qu'elles provoquent, la dissipation, par la ruine et la misère qu'elle entraîne, ont souvent, dans l'armée comme dans le civil, pour conséquence fatale le suicide. Il est, en effet, fort difficile après avoir longtemps mené ce genre de vie d'y renoncer, et c'est cependant ce qu'on est forcé de faire lorsqu'on a épuisé ses ressources et qu'on est tombé dans le dénûment. Combien de fois n'a-t-on pas vu des remplaçants recourir au suicide après avoir gaspillé l'argent au prix duquel ils s'étaient vendus ? Ajoutons que ces causes agissent encore en retentissant sur les facultés intellectuelles qu'elles émoussent à la longue.

Elles préparent ainsi un champ dans lequel germeront mieux les idées de suicide sans que l'énergie morale puisse les en chasser.

Dettes et embarras d'argent. — Détournements de fonds. — Les suicides déterminés par une quelconque de ces trois causes sont relativement nombreux. C'est surtout dans le corps des sous-officiers qu'elles font des victimes. Par un vice de notre organisation militaire, leur position est très-précaire au point de vue de la solde (1), et s'ils se trouvent dans une ville, l'appât du plaisir et leur jeunesse les poussent à se servir des sommes qui leur ont été confiées, pour satisfaire leurs désirs. Sans doute, ils se promettent de restituer le plus tôt possible ce qu'ils enlèvent, mais qu'une révision des comptes inopinée survienne, et ces malheureux s'exagérant eux-mêmes leur faute et redoutant la juste sévérité du règlement, se voient déshonorés, dégradés et mettent un terme à leurs angoisses en se donnant la mort.

Amour et jalousie. — Une cause fréquente de suicide dans l'armée comme dans le civil c'est...... la femme. Combien de suicides, de duels ou de rixes sanglantes n'ont pas eu d'autres causes que l'amour ou la jalousie ? Des soldats ont attenté à leurs jours en apprenant soit la mort, soit le mariage de la femme qu'ils aimaient. Parfois cette funeste déter-

(1) Dans ces dernières années cependant, la solde des sous-officiers a été notablement augmentée ; mais c'est surtout les anciens sous-officiers, ceux qui possèdent *des chevrons*, qui bénéficient de ce tt emesure. La position des sous-officiers non rengagés, c'est-à dire, ceux appartenant aux *classes* actives, n'a pas été sensiblement modifiée, du moins au point de vue de la solde.

mination est amenée par la nécessité ou la crainte de se séparer, et souvent alors c'est sur deux cadavres que la police a à verbaliser. Les exemples pris dans l'armée ne sont pas rares, et il n'est pas d'année que les feuilles publiques n'aient à enregistrer des faits de ce genre ayant eu pour théâtre le milieu militaire. Rappelons le fait bien connu de Bancal, chirurgien de marine, et de sa maîtresse qui avaient résolu de mourir ensemble; Bancal fut ramené à la vie, mai sa maîtresse succomba (1).

La pensée delaisser au pouvoir d'un rival la emme que l'on aime, le désir de se venger d'une trahison

(1) Bancal était convenu avec sa maîtresse qu'avant de se donner a mort, il lui ouvrirait les veines des pieds, et qu'il profiterait de l'évanouissement que devait pıovoquer la perte du sang, pour lui ouvrir aussi une artère : qu'au besoin. ils s'empoisonneraient en outre tous deux avec de l'acétate de morphine qu'il s'était procuré, et qu'il lui plongerait et se plongerait à lui-même dans le cœur un long bistouri à lame fine..... Le 24 mars 1835, ils exécutent leur funeste projet A onze heure du soir, Bancal lui ouvre les veines. Cepremier moyen trompe leur attente; ils prennent tous deux une forte dose d'acétate de morphine et Bancal ouvre à sa maîtresse une artère du bras gauche. Le poison est rejeté par les vomissements et la mort semble vouloir tarder. Le jour approchant, la maîtresse de Bancal demande à son amant de mettre fin à son agonie en faisant usage du bistouri; Bancal le lui plonge deux fois dans le cœur, et achève ainsi, à six heures du matin, l'attentat commencé à onze heures du soir. Puis il se frappe lui-même de plusieurs coups de bistouri dans la région du cœur sans pouvoir atteindre cet organe. Bientôt après, il est trouvé mourant. Les chirurgiens appelés constatent les horribles blessures qu'il s'était faites avec l'intention évidente de se donner la mort; et, rappelé à la vie, il introduit encore ses doigts dans ses plaies. — Traduit le 25 juillet 1835 devant la cour d'assises, pour homicide, Bancal, sur l'habile plaidoirie de son avocat, fut acquitté. — Briant et Chaudé, *Manuel de médecine légale*, t. 1, page 412.

entraînent parfois à l'assassinat avant de conduire au suicide.

Patriotisme, dévouement, etc. — Nous avons rapporté dans le chapitre II les suicides les plus remarquables inspirés par l'amour de la patrie et l'exaltation de passions généreuses. Nous avons cité, parmi ceux qui appartiennent à l'armée française, le suicide du commandant Beaurepaire, la fin héroïque de l'équipage du *Vengeur* et les nombreuses morts volontaires qui marquèrent le retour des Bourbons, inspirées par le dévouement au glorieux vaincu de Vaterloo.

Notre armée est encore le théâtre de suicides semblables, moins bruyants peut-être, mais inspirés par les mêmes sentiments généreux. Nos derniers désastres ont été marqués par plusieurs de ces immolations volontaires, et de nos jours plusieurs suicides de nos soldats n'ont pas d'autre cause que le départ ou la retraite d'un chef sympathique et regretté.

Alcoolisme. — L'alcoolisme, aigu ou chronique, est certainement une des causes dont la triste influence se fait le plus sentir sur la production du suicide. Dans la population civile elle provoque le huitième du chiffre total des suicides; dans notre armée, elle rend compte de leur fréquence chez les vieux soldats.

L'alcoolisme a été pendant longtemps l'un des vices radicaux des militaires, non pas seulement des militaires français, de ceux-là moins que d'autres peut-être, mais de ceux de toutes les armées. Un grand nombre de causes concouraient à y pousser, et, dans l'armée française, la plus importante résultait du remplacement et des réengagements avec prime. Le soldat mis en possession de sommes assez considérables, dissipait entièrement celles qui lui avaient été payées en espèces, il gaspillait en dettes chez les cantiniers celles qui devaient lui revenir un jour. La possession d'une haute paye, les chevrons, venaient augmenter peu à peu sa solde ; s'il arrivait au grade de sous-officier, elle était plus élevée encore, en même temps qu'une plus grande liberté lui permettait de se livrer sans difficulté à sa passion. Avec la nouvelle loi du recrutement, les jeunes gens venus sous les drapeaux pour s'instruire des choses militaires, et devenir aptes à défendre leur pays, se trouvent dans des conditions absolument opposées aux anciens soldats de la loi de la dotation, aux remplaçants ; les sous-officiers ne restent plus dans l'armée à titre indéfini, mais seulement pour concourir au grade d'officier, ou pour avoir des droits à un emploi civil. Les officiers, de plus en plus éclairés sur leurs devoirs et sur les dangers auxquels les excès les exposent, s'attachent à donner à leurs troupes l'exemple d'une vie sobre et laborieuse.

Dans l'armée on rencontre l'intoxication alcoolique sous toutes ses formes et avec tous ses caractères. Un soldat fait, par accident, un excès de boisson, il s'enivre, c'est l'alcoolisme *aigu*. Le soldat plus ancien, le sous-officier, l'officier surtout, se laissent moins aller à ces excès, la discipline et la raison aidant, ils s'enivrent plus rarement ; c'est surtout l'alcoolisme *chronique* qui s'observe chez eux. Dans l'armée, comme au reste dans tant de classes de la société, il y a un certain prestige à paraître supporter sans inconvénient l'ingestion d'une quantité plus ou moins considérable de liqueurs, à ne pas témoigner la répugnance et la faiblesse des conscrits. Les cantiniers sont heureux parfois d'entretenir, comme le marchand de vin de nos grandes villes, certains buveurs d'élite leur amenant des clients qui, seuls, ne boiraient pas; souvent ces cantiniers donnent eux-mêmes l'exemple, et comme, en somme, il n'existe pas de tolérance absolue contre cette intoxication, que les tissus, imprégnés du poison, se transforment et s'altèrent peu à peu, c'est parmi ces anciens buveurs émérites qu'on voit en général apparaître le cortège symptomatique de l'alcoolisme avec toutes ses conséquences (L. Colin) (1).

Les grades subalternes, les musiciens, les soldats des pelotons hors rangs, doivent leur prédisposition commune plus marquée à ce que dans ces trois positions on touche plus d'argent et à ce que des fonctions spéciales (planton, vaguemestre, ordonnance d'un officier, etc.) les exonèrent de nombre d'obligations de service en augmentant ainsi leurs loisirs. Car il faut bien se pénétrer de ce fait que si l'alcoolisme est plus fréquent dans l'armée qu'ailleurs, l'excitation mutuelle et l'éloignement de la famille et de la surveillance jouent certainement un rôle considérable, mais aussi le désœuvrement du soldat, relativement à l'activité des individus dont le travail

(1) L. Colin. — Art. *Morbidité* du Dict. des sciences médicales.

est une condition de salaire et d'existence, constitue sans aucun doute une des conditions les plus favorables à contracter des habitudes alcooliques. Qu'on se rappelle, en effet, cette phrase célèbre et toujours vraie : « Occupez le soldat et vous le rendrez sage. »

L'alcoolisme chronique conduit à la folie. C'est durant ces excès de folie ébrieuse, pendant lesquels l'alcoolique n'a plus conscience de ses actes, que l'idée de suicide germe dans l'esprit. Les différentes formes de la folie peuvent être observées : toutes présentent un cachet spécial, presque caractéristique, sur lequel le professeur Arnould a appelé l'attention dans une excellente monographie publiée en 1863 dans la *Gazette médicale de Paris* (1). Il y a longtemps que le *delirium tremens* a été considéré, à juste titre, comme l'apanage des buveurs ; les formes d'aliénation les plus fréquentes après lui, sont : la forme mélancolique, la forme maniaque, et la forme hallucinatoire.

L'alcoolisme aigu peut, comme la forme précédente, conduire au suicide. « La surexcitation causée par l'ivresse, dit Brierre de Boismond, peut déterminer l'idée du suicide chez un homme qui n'y était aucunement enclin, et qui, sauvé de la mort, n'en conserve pas de souvenir et se félicite d'avoir échappé à une aussi triste fin » (2).

Aliénation mentale. — Nous avons déjà parlé, dans nos considérations générales, du rôle considérable que jouent les maladies mentales dans l'étio-

(1) J. ARNOULD. — *Note pour servir à l'histoire de la folie dans l'armée* (1863).

(2) B. DE BOISMOND. — *Du suicide et de la folie-suicide*, page 66.

logie du suicide. Il nous reste maintenant à dire quelques mots de la fréquence de l'aliénation mentale dans le milieu militaire.

Il résulte de la statistique de l'armée que, depuis 15 ans environ, le nombre des aliénés militaires reçus dans les établissements spéciaux a été d'environ 200 par an, ce qui donne une proportion variant de 0,40 à 0,50 pour 1000 hommes d'effectif. La proportion des aliénés suivant la position spéciale occupée dans l'armée est parfaitement déterminée, et il nous suffit pour l'indiquer de donner les chiffres de la période quinquennale 1862-69; durant cette période, il y a eu 158 officiers aliénés, 105 sous-officiers et 658 hommes de troupe; au total = 921. Ce qui donne les moyennes suivantes, relativement aux effectifs moyens:

Pour 21,000 officiers:	1,31	aliénés pour 1,000 hommes
Pour 34,400 sous-officiers:	0,61	id.
Pour 385,300 hommes de troupes:	0,31	id.

Au total: 0,41 aliénés pour 1,000 hommes de l'effectif total moyen.

Cette prédominance des atteintes parmi les officiers tient à la fréquence, dans cette catégorie de l'armée, de la paralysie générale, qui représente, d'après les observations de Dufour, la moitié des cas d'aliénation chez les officiers. Cette prédominance n'a rien qui doive étonner; dans la population civile, c'est généralement parmi les personnes appartenant à la classe moyenne et iustruite que se développe cette forme de la folie.

Les principales circonstances de son explosion dans

l'armée sont, d'après M. L. Colin : les regrets de l'ambition déçue, l'arrêt dans l'avancement, la perspective de la misère et des privations qu'amène souvent la mise à la retraite. Enfin certaines conditions spéciales favorisent son développement chez les officiers : 1° c'est d'abord l'excitation cérébrale provoquée, dans la jeunesse, par le travail et les études nécessaires à l'admission dans les écoles militaires et au grade d'officier ; cette prédisposition acquiert son summum d'influence chez les officiers entraînés par la passion du travail, que ce travail ait pour objet les questions relatives à l'art militaire ou qu'il s'étende à d'autres questions, soit littéraires, soit scientifiques. Il en résulte pour leur système nerveux, maintenu en éréthisme dès le jeune âge, une irritation habituelle qui à la longue finit par constituer un état morbide. Ce fait nous explique la fréquence relative de la paralysie générale dans certaines armes spéciales, comme le génie, l'artillerie, exigeant chez leurs officiers une somme plus considérable de connaissances et de travaux intellectuels. 2° l'habitude de la vie de café par la stimulation encéphalique qui en résulte a aussi sa part dans l'étiologie de la paralysie générale chez les officiers. La plupart passent plusieurs heures de la journée, mais principalement de la soirée, dans les cafés ; ils prennent régulièrement du café, du thé ou des liqueurs. A cette première influence excitatrice se joignent bientôt les éclatantes oscillations d'une vive lumière, les émotions de la politique, les espérances ou les déceptions du jeu, et l'animation des conversations. Tout ne se borne pas là : les *habitués* des cafés fument pour la plupart, et respirent un air confiné chargé des produits de la combustion du gaz, des émanations du tabac, des vapeurs de l'alcool, de miasmes animaux, etc. — Ceux chez lesquels la fréquentation des cafés est dégénérée en habitude invétérée, finissent après un temps très variable, par subir à des degrés différents une sorte d'intoxication spéciale caractérisée par des phénomènes qui trahissent d'une manière non équivoque l'afflux sanguin vers le cerveau, symptômes avant-coureurs de la paralysie générale (1).

Après la paralysie générale, les autres formes de la folie les plus communes dans l'armée sont : la *manie aiguë* et la *mélancolie (lypémanie commune* ou *monomanie triste).* Dans tous ces genres de folie, le penchant au suicide s'observe fréquemment ; c'est surtout dans la monomanie triste, alors que l'homme est plongé dans une tristesse extrême, que germe dans l'esprit la propension invincible à se détruire. D'autres fois ce sont des conceptions délirantes et de fausses perceptions qui poussent l'aliéné au suicide. Les principaux moyens employés par les aliénés, qu'ils soient civils ou qu'ils soient militaires, sont : la pendaison, la précipitation, les instruments tranchants et piquants, les coups contre les murs, les corps étrangers avalés, l'inanition ; les armes à feu sont employées rarement par les aliénés par la raison qu'ils se suicident surtout dans les hospices où ils

(1) LEGRAND DU SAULLE. — *De l'insalubrité de l'atmosphère des cafés* et de son influence sur le développement des maladies cérébrales, *in Gaz. des hôpit.* année 1861, page 25).

sont internés. Une remarque importante à faire, relativement au suicide chez les aliénés, c'est qu'ayant échoué dans une première tentative, ces derniers recommencent le plus souvent et quelquefois même immédiatement, preuve de la perturbation de leurs facultés et aussi de leur résolution bien arrêtée de se détruire. Chez les individus non aliénés, c'est le contraire qui s'observe : lorsqu'ils ne réussissent pas une première fois, ils recommencent rarement une seconde.

Mise à la retraite. — Cette cause de suicide frappe tous les rangs de l'armée, mais c'est surtout sur les officiers et les sous-officiers qu'elle exerce sa puissante influence. Si l'on songe, en effet, à la situation particulièrement intéressante d'un grand nombre d'officiers et de sous-officiers au moment de leur mise à la retraite, on comprend facilement pourquoi ce moment pénible pousse à tant d'actes de désespoir. Les habitudes de toute une vie sont alors brisées en un instant ; il faut dire adieu à ce régiment dans lequel on a connu la bonne et la mauvaise fortune, à ces camarades qui, plus heureux ont encore quelques années à y passer, et que l'on aime jamais tant que lorsqu'on en est séparé ; quitter ces soldats dont on a vu passer bien des générations successives, mais qui semblent être toujours les mêmes ; s'éloigner enfin de ce drapeau dans les plis duquel nous symbolisons la patrie ! Il faut partir cependant ; la loi n'y forcerait-elle pas que l'âge, les infirmités y obligeraient quand même. N'y a-t-il pas dans cette situation tous les éléments suffisants pour ébranler le moral d'un homme déjà avancé en âge ?

Il nous reste maintenant à parler de deux influences qui, bien que n'appartenant pas en propre au milieu militaire, ont été, jusqu'ici, presque exclusivement observées dans l'armée. Nous voulons parler de l'influence *des températures extrêmes* et *des vents* et de celle *de l'imitation.*

Influences atmosphériques et météorologiques. — Les extrêmes de température contribuent puissamment à la propagation du suicide. Pendant l'expédition d'Egypte, l'élévation de la *chaleur* donna lieu à un certain nombre de suicides, et l'intensité du *froid* lors de la retraite de Moscou, détermina de nombreux accidents de même genre.

L'action des *vents* a été signalée fort anciennement. A Londres, on a constaté que le nombre des suicides augmente lorsque soufle le vent d'est ou du nord, et ce dernier s'appelle le *vent des pendus* (Lacassagne) (1). Pendant que le *sirocco (simoun)* souffle en Afrique, il n'est pas rare de voir des militaires frappés de délire, de folie, d'accès fébriles pernicieux, diriger contre eux-mêmes un suprême effort et mettre fin par le suicide à une horrible torture. On en a vu de trop nombreux exemple : « C'est ainsi, dit M. Guyon, que dans les expéditions du général Bugeaud, en 1836, dans la province d'Oran, pendant les plus fortes chaleurs de l'été, on en compta jusqu'à onze... Les vents du sud régnaient depuis deux jours et la chaleur était étouffante, lorsque le 17 août, cinq hommes se firent sauter la cervelle. » (2)

(1) Lacassagne. — *Précis d'hygiène*, p. 276.
(2) *Mémoires de médecine et de chirurgie militaires*, t. XLIV.

De nouveaux suicides, en juin 1837, dans la province d'Oran furent signalés par M. Payen. Ce dernier auteur donne la relation suivante des faits dont il a été témoin : « Ce sont, dit-il, des faits qui paraîtraient fort étranges s'ils avaient eu lieu en tout autre endroit que dans cette contrée (Afrique) ou les pays tropicaux, les phénomènes que je vais rapporter ne pouvant être attribués, selon moi, qu'à une influence solaire en harmonie avec certaine constitution plus ou moins impressionnable et plus ou moins aptes à ressentir les effets, surtout à la saison dans laquelle les individus dont je vais avoir à parler ont été pris de vertiges. Voici le fait : des soldats étant parvenus à un certain passage, par lequel l'armée défilait, alors que le soleil était au zénith et lançait ses rayons à plus de 40°, crurent voir une voûte suprême au-dessus de leurs têtes et se figurèrent entendre des voix aériennes et des chants partant de cette même voûte ; d'autres, au contraire, comme des gens en délire, poussaient entre eux des plaintes et des cris, et ceux enfin qu'un dernier degré d'exaltation conduisait au suicide, s'emparèrent de leurs fusils et se donnèrent la mort.

« Le même phénomène a été observé dans la malheureuse affaire de la Macta. On vit, à cette époque, peu de temps après qu'on eut sonné la retraite, un grand nombre de militaires s'arrêter par une force invincible, dans le moment où l'on voulait les faire passer par un chemin large et facile, pour les soustraire à la poursuite de l'ennemi, et s'y refuser opiniâtrement, disant que l'endroit par lequel on voulait les conduire n'était pas un chemin, mais bien un cul-de-sac, et là-dessus, ils s'emportèrent tous, vociférèrent comme des énergumènes, disant qu'ils aimaient mieux se donner la mort que de passer ; quelques-uns se la donnèrent en effet.

« Tout récemment, dans une tournée que fit le général Létang (15 août 1836), la même chose arriva. La chaleur était si intense ce jour-là et le lendemain de son départ d'Oran, que tout le monde fut généralement indisposé. Beaucoup d'individus ne durent leur salut qu'aux émissions sanguines qui leur furent faites sur le lieu du camp et même pendant la route, afin de prévenir les congestions cérébrales dont la plupart étaient menacés; toutefois, deux ou trois, plus gravement atteints que les autres, n'attendant pas les secours des médecins, se fusillèrent eux-mêmes (1). »

M. Rhul constatait, lui aussi en 1840, les mêmes phénomènes sur un régiment récemment débarqué à Phillipeville et se rendant à Constantine (2).

Quelle est la nature de ces accident ? Dans les pays très-chauds, comme dans les pays très froids, sous l'influence des marches forcées, des fatigues et des privations de toute nature, les troupes éprouvent des pseudo-sensations, de vraies hallucinations, qui amènent le découragement d'abord, parfois l'impulsion-suicide, plus rarement l'impulsion-homicide. Ces accidents sont connus sous le

(1) Payen. — *Relation médicale de l'expédition de Tlemcen* in *Journal des connaissances médico-chirurgicales* (années 1836-37).

(2) *Mémoires de méd. et de chirurgie milit.*, t. XLIX.

nom d'*hallucinations du désert* et sont désignées par l'expression de *ragle* du mot arabe *ragl*. Ils se rapprochent de certains états analogues, susceptibles de se développer en tous lieux, tels que le délire nerveux, celui des fièvres cérébrales, ou ressemblent aux hallucinations de l'intoxication alcoolique (1).

Imitation et contagion. — « Etrange passion, que celle du suicide, disait, il y a plus de quarante ans, dans sa thèse inaugurale, le Dr Lucas ; elle est contagieuse, elle est même épidémique ; elle est une des plus esclaves de la loi de l'imitation. » (2) L'imitation, dans le suicide, affecte en général la plus bizarre fidélité dans la reproduction de l'acte qu'elle copie. Cette fidélité ne s'étend pas seulement au choix du même moyen, mais souvent au choix du même lieu et à la plus minutieuse représentation de la première scène.

Les faits de suicide par imitation sont nombreux dans l'armée. On a plusieurs fois constaté que lorsqu'on reçoit à la morgue le corps d'un soldat suicidé, il était rare de ne pas recevoir dans cet établissement à une distance plus ou moins rapprochée, le corps d'un ou de deux autres soldats. Cette sorte de contagion est plus marquée lorsqu'un officier s'est suicidé.

On connaît l'histoire de ces treize invalides qui, en 1772, se pendirent successivement, et en peu de temps, à un crochet, sous un passage obscur de l'Hôtel. Par le conseil de Sabatier, le gouverneur

(1) Voir L. Colin art. *Ragle*, du dict. des sciences médicales, et *Coup de chaleur* du même dictionnaire.

(2) Lucas. *De l'imitation contagieuse*, Thèse de Paris, 1833.

Serrurier fit murer la porte,la porte disparue, personne ne se pendit plus.

Au camp de Boulogne (1805) un soldat se fit sauter la cervelle dans une guérite ; en peu de jours, il eut des imitateurs dans la même guérite. L'empereur la fit brûler et publia un ordre du jour célèbre où il comparait le suicide à la fuite devant l'ennemi. La menace de la privation de sépulture arrêta une épidémie de même nature dans un régiment anglais à Malte.

En juin 1861, le maréchal Magnan faisait lire aux régiments assemblés et à trois appels successifs, l'ordre du jour suivant qu'avait provoqué une épidémie de suicides parmi les troupes placées sous ses ordres : « Le soldat qui se tue fait acte d'ingratitude et de lâcheté ; sa vie ne lui appartient pas, elle appartient à l'Etat qui la lui a demandée, au pays qui compte sur elle au jour de danger, à l'armée à qui elle manquera au jour de la victoire ; ne vous laissez pas aller au découragement et à la faiblesse, pour une peine de cœur, pour un entraînement fatal, moins encore pour une contrariété ou une punition encourue dans le service... Quand vous vous livrez des combats trop forts pour vos esprits, venez me trouver, m'ouvrir votre cœur, et mon cœur de soldat comprendra le vôtre... Il vous rappellera au sentiment du devoir, il vous conservera à votre famille, à la France et à l'Empereur qui vous aime et compte sur vous. » (1)

Le Dr Ebrard raconte une épidémie de suicides

(1) B. DE BOISMOND d'après le journal *l'Autographe*, (p. 50. 1864).

dans le 4e chasseurs à Provins en 1862 ; dans le 41e de ligne à Montpellier et à Nîmes en 1868 ; dans le 15e de ligne en 1864. Le général Renaud, commandant la division militaire dont ce régiment faisait partie, écrivit au colonel, avec invitation d'en donner lecture à trois appels consécutifs, une lettre dans laquelle il flétrissait le suicide comme contraire à la religion, à la morale et aussi à l'honneur et au courage militaires.

La plupart des auteurs ont signalé l'influence pernicieuse des feuilles publiques sur la production des suicides. Leurs récits, généralement choisis parmi les plus émouvants, doivent, en effet, affecter profondément les imaginations avides de l'extraordinaire. Déjà, il y a plus de 50 ans, alors que les journaux étaient à peine les rudiments de ce qu'ils sont aujourd'hui, Esquirol disait : « Tel individu poursuivi par des revers ou par quelque chagrin, ne se serait pas tué, s'il n'avait pas lu dans son journal l'histoire du suicide d'un ami, d'une connaissance. » (1)

« Au milieu des périls dont la société est enveloppée, dit Legrand du Saulle, il en est un qui se reproduit chaque jour. Jeté en pâture à tous les oisifs, il devient un de leurs passe-temps habituels. Appât du vice, il est plein d'attraits pour la curiosité publique ; école du scandale, du crime, du suicide et de la folie, il a favorisé trop souvent l'éclosion et le développement de ces instincts parmi ceux qui, à un moment donné, sont assez forts pour étouffer la voix de la conscience,

(1) ESQUIROL, Art. *Suicide* du Dictionnaire en 60 vol .

et pour précipiter des êtres dégradés ou des intelligences faciles à défaillir, sur cette pente fatale qui aboutit à trois chemins également terribles : le bagne, la morgue, la maison de fous.

« Ce péril, c'est la publicité accordée par tous les journaux à ces lugubres histoires, à ces tragiques comptes-rendus qu'enregistre avec un regrettable empressement la chronique des *Faits divers*. Si les dossiers de la justice criminelle, si les cartons de la préfecture de police vont sans cesse grossissant, il ne faut pas en chercher ailleurs la cause principale.

« Que l'on fasse des recueils spéciaux pour les besoins de la science, de la magistrature ou du barreau, c'est évidemment fort utile ; mais que l'on ne mette point dans les mains de tous cet instrument de corruption morale. A ce prix on verra diminuer les chiffres, aujourd'hui si élevés du crime et de la mort volontaire. » (1)

(1) LEGRAND DU SAULLE, *Médecine légale*,

CHAPITRE VI

Prophylaxie du suicide dans l'armée

Après avoir montré la marche du suicide dans l'armée française, recherché les causes principales qui le déterminent, il serait nécessaire pour compléter notre travail de faire voir quels seraient les moyens les plus propres à combattre ce funeste penchant. Mais contre une maladie morale et sociale, il ne peut être question, pour la combattre, que de moyens moraux et sociaux. Ici, la difficulté du sujet et surtout notre inexpérience nous obligent à laisser à de plus compétents que nous le soin d'étudier une pareille question. Toutefois, comme nos recherches ont mis en évidence l'influence pernicieuse de certaines causes sur la tendance au suicide, nous croyons qu'à ces dernières on peut opposer avec avantage quelques moyens prophylactiques, capables, à notre avis, d'enrayer dans une certaine mesure, le nombre des morts volontaires dans notre armée. C'est sur ces moyens que nous allons maintenat appeler l'attention.

1° La tendance au suicide augmentant avec l'âge, il importe tout d'abord de ne maintenir sous les drapeaux, après leur temps de service réglementaire, que les hommes nécessaires à l'instruction ou au commandement, c'est-à-dire, les officiers et les sous-officiers. Nous avons déjà insisté, dans le courant de ce travail, sur l'influence de la réduction à 5 ans du service militaire et de la suppression, en 1872, de la loi de la dotation, sur la marche du suicide dans l'armée française. Nous pensons avec beaucoup d'hommes compétents qu'il est possible d'introduire encore quelques modifications heureuses relativement à la durée du service actif. Ces modifications, nous n'avons ni le désir, ni la compétence de les discuter ici ; disons seulement qu'en attendant le moment, éloigné encore, où le pays n'aura plus à supporter la lourde charge d'une armée permanente, il est possible d'abréger davantage le service militaire sans compromettre les intérêts et la force de notre armée. Le système adopté par l'ancien ministre de la guerre, le général Farre, de renvoyer les classes après 40 mois de présence au corps a vraisemblablement produit de bons résultats. Toutefois, la *statistique médicale de l'armée* n'ayant pas encore publié les résultats relatifs à ces trois dernières années, nous devons réserver notre jugement qui pourrait, avec raison, être jugé trop prématuré.

Ajoutons aussi une observation qui a son importance. L'armée recrutée dans les conditions de la loi de 1832 était évidemment un obstacle sérieux à l'accroissement de la population. Avec le service obligatoire qui n'impose actuellement que quatre ans et quelques mois de service et qui bientôt peut-être ne sera plus que de trois seulement, cette objection tombe d'elle-même ; l'homme peut se marier à 25 ans, c'est-à-dire à l'âge que les hygiénistes s'accordent à regarder comme le plus favorable.

2° L'amélioration notable qui a été faite, dans ces derniers temps, à la condition du soldat, est certainement pour une large part dans la décroissance du suicide dans l'armée française. Le gouvernement continuera, nous en avons la conviction, de marcher dans cette voie de progrès. Les chefs, de leur côté, doivent de plus en plus s'efforcer de concilier les exigences de la discipline avec une autorité douce, bienveillante et juste, facilitant l'obéissance, inspirant l'amour du service. Ils doivent veiller à ce que les jeunes militaires ne soient pas la risée de leurs camarades plus anciens et empêcher ces brimades ou farces dangereuses que l'on faisait autrefois aux nouveaux arrivés, et dont la tradition n'est pas encore perdue dans certains régiments.

3° La discipline étant indispensable dans l'armée, un des moyens principaux de l'obtenir consiste à faire fuir aux soldats l'oisiveté et même à fatiguer leurs corps par des exercices non point immodérés, mais cependant suffisants. Les exercices militaires n'ont pas seulement pour but de développer le physique du soldat et de le perfectionner dans le maniement des armes, ils influencent encore son moral. Tous les chefs militaires seront de cet avis et reconnaîtront l'influence heureuse de l'exercice sur le moral du soldat; mais si l'on dépasse le but, si l'on s'éternise dans les mêmes manœuvres, l'homme perd bientôt tout feu sacré, devient indifférent, ne fait plus son devoir que par routine et au lieu de l'assouplir on tend à l'abrutir. C'est dire qu'il faut introduire dans son service une variété indispensable à sa bonne exécution, faire alterner le maniement des armes avec la gymnastique, les exercices sur le terrain avec ceux de la chambre, la théorie militaire avec l'instruction générale. Il faut, avant tout, que l'armée devienne une école de moralisation et d'instruction comme elle est déjà un moyen de perfectionnement physique.

4° Pour prévenir l'ivresse et l'alcoolisme, une mesure nous paraît nécessaire: c'est *l'interdiction de la vente de liqueurs alcooliques dans les cantines*: le vin et le café seuls doivent y être tolérés. Cette mesure donnerait certainement d'excellents résultats. Ce n'est pas à dire que l'alcoolisme disparaîtrait complètement de la nosologie militaire; non certainement, car ce que le soldat ne trouverait pas dans l'intérieur de la caserne, il le trouverait, avec son argent, chez les débitants de l'extérieur. Mais il est incontestable que la proximité de la cantine, le crédit que généralement on y trouve, sont des stimulants puissants auxquels il est difficile de ne pas succomber.

Nous proscrivons les boissons alcooliques que l'on donne quotidiennement au soldat sous la forme d'eau-de-vie. A titre exceptionnel seulement et en campagne, des rations d'eau-de-vie peuvent être distribuées aux troupes à condition de la mélanger au café, qui demeure la boisson militaire par excellence. Rappelons cependant qu'aux Etats-Unis, pendant la guerre même, le général Grant a pu interdire la vente de toute liqueur et leur consommation dans les camps, les casernes et même dans les mess d'officiers. Mais en Amérique, l'impulsion en ce sens est donné par la population civile elle-même dont tant de groupes ont fondé des sociétés de tempérance. Nous souhaitons à l'armée française de recevoir elle aussi de si bons exemples de la population civile, d'où lui viennent parfois au contraire des exemples et des excitations dangereuses (L. Colin) (1).

5° Nous avons montré l'influence du célibat sur la tendance au suicide. Une mesure, réclamée depuis longtemps, vient d'être prise récemment par l'autorité supérieure. D'après une circulaire du mois de juillet dernier, tous les sous-officiers, brigadiers et caporaux peuvent, quelle que soit la durée de leur service (2), être autorisés à se marier. Cette autorisation ne peut être ajournée ou refusée que pour des motifs graves.

En même temps que cette mesure sera un moyen efficace pour les retenir dans les rangs de l'armée,

(1) L. Colin. Art. *Morbidité militaire* du Dictionnaire des sciences médicales.

(2) On sait qu'autrefois dans l'armée française, les sous-officiers n'obtenaient qu'exceptionnellement l'autorisation de contracter mariage, s'ils ne comptaient de nombreuses années de services ou s'ils n'appartenaient aux compagnies hors rangs.

elle concourra aussi à améliorer leur état moral en les éloignant des cabarets et du libertinage.

6° Il est encore une mesure réc amée depuis longtemps par tous les auteurs qui ont traité la prophylaxie du suicide, c'est *la défense* imposée aux journalistes *d'annoncer*, comme ils le font un avec empressement aussi irréfléchi, *les suicides et les meurtres*. Il est incontestable que ces récits funestes familiarisent avec l'idée de la mort et font regarder le suicide avec indifférence. Or «la liberté d'écrire ne saurait prévaloir contres les vrais intérêts de l'humanité» (Esquirol).

7° Au développement épidémique du suicide dans l'armée, les chefs doivent opposer *des ordres du jour* rappelant aux soldats qu'il font partie d'une grande famille dont tous les membres sont solidaires, où chacun a ses devoirs qu'il ne peut déserter sans honte. Nous avons fait connaître, dans le courant de ce travail, les bons résultats de pareilles mesures.

8° Enfin, dans l'intérêt de l'armée et de la société, le législateur doit établir des lois non pénales, contre le suicide, mais comminatoires, pour le prévenir. En Saxe, la *sépulture est refusée au suicidé et son corps est livré aux amphithéâtres publics de dissection*. Cette mesure doit être appliquée dans l'armée ; il y a longtemps déjà que M. l'Inspecteur Legouest l'a réclamée dans ses écrits (1). Nous avons parlé dans le chapitre précédent de l'heureuse influence qu'elle produisit dans une épidémie de suicide qui décimait un régiment anglais à Malte.

(1) Legouest, *traîté de chirurgie d'armée*, page 641.

CONCLUSIONS

1° La marche du suicide est en décroissance très notable dans l'armée française. Alors qu'en 1862, on comptait en France 620 suicides pour un million de soldats, en 1878, la proportion est descendue à 270, c'est-à-dire a baissé de plus de moitié. En 1862 la mortalité par suicide était, pour 1000 h., presque *quatre* fois plus considérable dans l'armée française que dans le reste de la population civile des mêmes âges ; elle était un *peu plus du double* en 1872, et seulement la *moitié* plus forte en 1878.

2° La tendance au suicide augmente, chez les militaires, proportionnellement à la durée du service, et par conséquent avec l'âge, comme cela a lieu pour les civils.

3° Elle est plus marquée chez les troupes qui tiennent garnison en Algérie, que chez celles qui servent en France. Dans les six dernières années 1873-78, le suicide a donné pour l'Algérie une mortalité qui est presque exactement le *double* de celle fournie par les troupes stationnées en France.

4° Les corps de troupe les plus maltraités sont, en première ligne : (les vétérans),la légion étrangère, les bataillons d'Afrique, les ateliers de condamnés, (la garde impériale), les troupes d'Algérie et les corps spéciaux de la ville de Paris. Viennent ensuite par ordre décroissant : les bataillons de chasseurs à pied, les escadrons du train des équipages, l'infanterie de ligne et l'artillerie, la cavalerie, le génie, les sections d'ouvriers et d'infirmiers, les compagnies disciplinaires et les pénitenciers.

5° Dans la cavalerie et le génie le suicide est moins fréquent que dans l'infanterie.

6° De tous les militaires, ce sont les sous-officiers qui fournissent le plus de suicides (0,73 p. 1000), les officiers viennent ensuite (0,43), puis les soldats (0,31).

7° Les engagés conditionnels et les portions actives du contingent sont de toutes les catégories de militaires ceux qui se suicident le moins. Les réservistes (au moins, en ce moment), se suicident plus que les classes précédentes, mais beaucoup moins que les engagés volontaires et surtout que les rengagés et les commissionnés.

8° D'après les résultats fournis par la statistique médicale de l'armée pendant la période 1862-65, et en admettant que ces résultats se soient maintenus identiques dans les années suivantes, on compte annuellement, dans l'armée française, 24 tentatives ou suicides manqués, soit par 100,12,59 ou 1/8. Dans la population civile, d'après B. de Boismond, le nombre des suicides commis, en comprenant les tentatives, est presque le double de celui des suicides constatés.

9° De tous les moyens de suicide employés dans l'armée française, les armes à feu occupent le premier rang; la moitié des suicides militaires sont dus à ce mode de perpétration. Après les armes à feu, viennent successivement : la strangulation et la pendaison (28,24) ; la submersion (14.26) ; la précipitation (3,69), les instruments tranchants et piquants (armes blanches), (1,97) ; l'empoisonnement, (1,49) ; l'écrasement par un train de chemin de fer, (0,14), et l'inanition, (0,04).

Quant aux causes du suicide dans l'armée et des moyens prophylactiques à leur opposer, nous renvoyons aux chapitres v et vi où ces diverses questions ont été étudiées.

TABLE DES MATIÈRES

Imp. A. WALTENER et Cie rue Belle-Cordière, 14, Lyon.

IMPRIMERIE A. WALTENER ET Ce, RUE BELLECORDIÈRE, 14, LYON

www.ingramcontent.com/pod-product-compliance
Ingram Content Group UK Ltd.
Pitfield, Milton Keynes, MK11 3LW, UK
UKHW012234240726
13966UKWH00003B/1095

9 782012 883796